U0199520

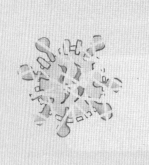

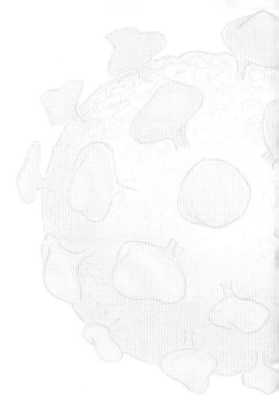

病毒
大流行
及免疫力

探寻新冠后时代
我们如何战胜传染病

著　[美]　阿勒普·查克拉博蒂
　　　　　安德烈·肖

绘图　[美]菲利普·斯托克

主审　张文宏　　译　张潞 等

人民卫生出版社
·北 京·

VIRUSES, PANDEMICS, AND IMMUNITY BY ARUP K. CHAKRABORTY AND
ANDREY S. SHAW; ILLUSTRATED BY PHILIP J. S. STORK
Copyright © 2021 MASSACHUSETTS INSTITUTE OF TECHNOLOGY
Simplified Chinese edition copyright © 2021 People's Medical Publishing House
All rights reserved.
本书仅限中国大陆地区发行销售

图书在版编目（CIP）数据

病毒、大流行及免疫力：探寻新冠后时代我们如何
战胜传染病 /（美）阿勒普·查克拉博蒂
（Arup K. Chakraborty）著；张潞等译. —北京：人
民卫生出版社，2021.7（2023.1重印）
书名原文：VIRUSES, PANDEMICS, AND IMMUNITY
ISBN 978-7-117-31459-6

Ⅰ.①病… Ⅱ.①阿… ②张… Ⅲ.①传染病防治—
普及读物 Ⅳ.①R183-49

中国版本图书馆 CIP 数据核字（2021）第 066483 号

图字：01-2021-0247 号

病毒、大流行及免疫力——探寻新冠后时代我们如何战胜传染病
Bingdu、Daliuxing ji Mianyili——Tanxun Xinguan Houshidai
Women Ruhe Zhansheng Chuanranbing

策划编辑	周　宁
责任编辑	周　宁
书籍设计	尹　岩　彭子雁
著　　者	[美] 阿勒普·查克拉博蒂　安德烈·肖
绘　　图	[美] 菲利普·斯托克
主　　审	张文宏
译　　者	张　潞　等
出版发行	人民卫生出版社（中继线 010-59780011）
地　　址	北京市朝阳区潘家园南里 19 号
邮　　编	100021
印　　刷	北京华联印刷有限公司
经　　销	新华书店
开　　本	889×1194　1/32　印张：8.5
字　　数	143 千字
版　　次	2021 年 7 月第 1 版
印　　次	2023 年 1 月第 3 次印刷
标准书号	ISBN 978-7-117-31459-6
定　　价	68.00 元

E - mail　　pmph @ pmph.com
购书热线　　010-59787592　010-59787584　010-65264830
打击盗版举报电话:010-59787491　　E-mail:WQ @ pmph.com
质量问题联系电话:010-59787234　　E-mail:zhiliang @ pmph.com

谨以此书献给

抗击新型冠状病毒肺炎疫情的英雄们

推荐语

这本非凡的书将带读者踏上一段很棒的旅程：科学家是如何深入了解人类免疫系统的，这个系统如何对抗病毒，疫苗和抗病毒药物的机制又是什么。它解答了世界各地的人们在这次全球大流行病中面临的许多问题。

——阿伦·马宗达

斯坦福大学和 ARPA-E 的创始董事

查克拉博蒂和肖的书将满足公众对新冠肺炎权威性解说的渴望，阐明在科学认知愈发完善的当下，破坏性的大流行病为何还未被遏制。作者们对目前仍存在的挑战，如：抗体的作用机制与有效疫苗的研发，具有清醒的认识。这些问题的走向值得我们密切关注。

——约翰·道奇

麻省理工学院前教务长

作者用通俗易懂的方式介绍了病毒：一类微小的病原体，在引发传染病甚至是威胁生命的重症疾病时，具有惊人的破坏力。作者对病毒本身和人体感染病毒时的机体反应有着深刻的了解。对于那些想了解为什么病毒会对人类生活造成如此大影响的人来说，这是本很好的书。

——大卫·巴尔的摩

加州理工学院教授

1975 年诺贝尔生理学或医学奖获得者

这是一本很好的书，作者以一种通俗易懂的方式完美地阐释了大流行病的历史以及这些疾病是如何被人类征服的。

——罗伯特·兰格

麻省理工学院教授

美国国家科学奖章和

美国国家技术与创新奖章获得者

目录

序言

　　纵观历史，人类从未停止与全球性大流行病（以下简称大流行）的抗争。自古以来，人们对包括鼠疫在内的各种瘟疫及其他接触性传染病的文字记载比比皆是。中世纪末期到文艺复兴初期，是人类创造力得到高度提升的时期，同时也伴随着人们在地中海周围以及欧洲和亚洲之间更加自由地往来穿梭，这一时期人口流动性的增强也与鼠疫的传播产生了关联。14世纪的鼠疫（又称"黑死病"）大流行发生于1347年至1352年，它席卷了整个欧洲与中东地区，夺走了大约1亿人的生命。这次鼠疫大流行从亚洲*抵达东欧，并在其到达意大利后迅速席卷整个欧洲，最终穿越地中海到达中东地区。

　　此次大流行并不是这个世界第一次或最后一次因鼠疫而饱受苦难。早在公元541年，拜占庭帝国（即东罗马帝国）的都城君士坦丁堡暴发了一场大流行，死亡人数相当于欧洲人口的一半。而后的19世纪鼠疫大流行在世界各地

---

*译者注：具体起源位置尚无定论，目前国际学者倾向于中亚。

蔓延开来，并于中国香港、旧金山、麦加、格拉斯哥和古巴出现了疫情的暴发。正是在这次鼠疫大流行期间，科学家们第一次识别出导致鼠疫的元凶是某种细菌。此细菌最终以它的发现者——亚历山大·耶尔森（Alexandre Yersin）正式命名为"鼠疫耶尔森菌"。人们发现，这种细菌的宿主为黑鼠（又称家鼠），细菌借助黑鼠身上的跳蚤传播给人类，最终导致疾病的发生。根据这些发现，人们采取了针对减少鼠患的公共卫生措施并研发了控制跳蚤的杀虫剂。加上后来疫苗的研制，鼠疫在大多数国家逐渐成为过去时，现如今每年仅有几千例的小规模流行被报道。

第一次世界大战是世界范围内大规模人口流动的历史事件之一，参军人数超过 7 000 万。截至 1917 年，部队中的许多人都因战事吃紧而集中躲在法国北部拥挤的战壕中，这可能成为新一轮瘟疫大流行的完美温床 *。1918 年初开始的流感大流行最终导致了 2 000 万 ~ 5 000 万人死亡，远远超过四年内因战争而死亡的人数（约 1 500 万人，其中 600 万人为平民）。大流行造成的大量人员伤亡加速

---

*编者注：大部分研究认为，造成此次流行的流感毒株源于美国（可能是堪萨斯州的农村）；也有一些研究者认为，1918 年 2 月该毒株可能已在大西洋沿岸的美国中部各州流行；还有一种说法是，1916—1917 年英国和法国军营里曾暴发过以"发绀"为主要症状的严重呼吸系统疾病，也可能是该流感病毒的前体。

了该年 11 月 11 日战争的结束，这一天被记为停战日，在美国又被称为退伍军人节。这次的大流行是由与季节性流感同一家族的病毒引起的。此外，流感病毒在 1957 年、1968 年和 2009 年也引起了世界范围的大流行。

除了流感大流行，霍乱、天花、结核病、麻疹、麻风病、疟疾和人类免疫缺陷病毒（human immunodeficiency virus，简称 HIV，艾滋病的病原体）在 20 世纪引起的流行病（即人们常说的疫情）在全球造成了惊人的死亡数量。然而，得益于现代卫生系统和现代医学（疫苗、抗菌药物和抗病毒药物）的飞跃性发展，这些大流行带来的惨痛经历在很大程度上被我们这些 21 世纪的居民遗忘了。

无论如何，我们与传染源以及大流行的持久斗争是人类历史的重要组成部分，这场战争还远没有结束。新型冠状病毒肺炎（Coronavirus disease 2019，COVID-19，简称"新冠肺炎"）给经济和生命造成的巨大损失无时无刻不在提醒我们，传染病大流行是人类生存的巨大威胁之一。因为对必需的概念框架和事实缺乏了解，我们大多数人无法批判性地看待这场突如其来的变故。这本书旨在为读者解答以下问题：病毒是如何作用于人体并引起疾病大规模流行的；我们的免疫系统是如何对抗它们的；用于诊断的检测技术、疫苗和抗病毒药物是如何运作的以及这些成果是如何参与到公共卫生决策中的。这些问题的背后不仅涵盖着科学原理，更包含着科学背后那些抗击新冠肺炎的英雄事迹。我们希望您在读完这本书后，在讨论如何建设一个更有能力对抗大流行的世界时，成为一个明智的参与者。正如我们在最后一章中所提到的，当未来面对新的大流行挑战时，人们不必再走弯路。有了正确的投入和科学的进步，我们将在未来拥有相应的知识和工具来保护人类家园免受侵害。

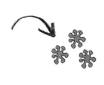

第 1 章

从远古到 18 世纪的
大流行

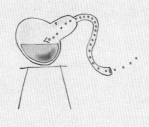

人类与病原体的战争史可以分为两个时期，第一个时期，也正是我们这一章所描述的时期：人类遭受传染病带来的痛苦与灾难，却对这场灾难的起因浑然不知，更无从得知该如何减轻疾病所带来的冲击。然而，我们的祖先发现，得过某些传染病的人不会再次患上同种疾病，如此一来，这些人便可作为瘟疫暴发时的护理人员。我们将简要描述人类在解释该现象时所产生的早期思考与观点，也就是现在人们所理解的"获得性免疫"。利用这一观察结果造福人类的尝试之一就是疫苗的发明。我们将介绍人类与病原体战争史的第一个时期是如何因医学界的巨大成就——天花疫苗的发明，而走向尾声的。人类彻底消灭天花的过程，是在不同大陆与不同文化中，在人类并不理解其如何起效、又为何起效的情况下，以经验性的尝试达成的。接下来我们还将介绍人类与病原体战争史的第二个时期，在这一时期，人类已经了解了传染病的起源并且学会了该如何与之斗争。

最初的观点

幽灵、恶魔和来自"神明"的惩罚

人类天生就好奇，当人们观察到天花患者康复后不会再得天花，便尝试着对这种现象进行思考与解释。在古代文明中（如古印度、古埃及和美索不达米亚文明），疾病被认为是神明对人类所犯罪行的惩罚。在古印度，人们一受天花的折磨，就会向神的化身"湿陀罗"祈祷，这一习俗在如今的印度依旧盛行，当有家人罹患水痘或麻疹时，人们还是会向湿陀罗祈祷，这可能是因为水痘、麻疹与天花一样，都可以导致皮疹和脓疱，且皮肤上凸起的疱疹里充满了液体。

不出所料，古代的人毫无根据地武断猜测：重病后能够康复的人比那些病逝的人罪孽轻。一个人之所以能在得病后康复，是因为他受到了足够多的惩罚；若是在康复后又被其他疾病折磨，一定是因为这个人又接着犯了其他的罪行。

幽灵、恶魔还有天体，也被认为是导致疾病的原因。"流感"（influenza）一词就是取自意大利语（influence，意思是"影响"），因为当时的人认为流感是因星体的影响而产生的。相似的还有梅毒，在欧洲，梅毒被认为是由邪恶的行星结合而引起的。幽灵和恶魔会导致疾病这个理论，从另一方面而言，"暗示"着人们可以通过适当的仪式来保护自己免受疾病的苦痛。本书的作者之一（阿勒普·查克拉博蒂）就曾经有过这样的亲身经历：1968年，在阿勒普的小妹妹死于肺炎后，他的母亲——尽管受过良好教育——却因忧心如焚而去拜访了一位牧师。这位牧师给了阿勒普一个护身符，来保护阿勒普远离幽灵所致的病害。阿勒普不记得他从读大学几年级时不再佩戴它了，也不记得他的妈妈是否因为他不戴护身符而训斥过他。不过，自他取下护身符后，阿勒普还没有患过任何重病。

事实上，幽灵、恶魔、天体还有神灵的惩罚并不是传染病发生的原因。关于疾病起源和后天免疫的这些最早期观念，之所以受到人们的青睐，就是因为它们听起来简单明了，人们按照这种观念去预防疾病可以获得心理上的安慰，这也是与此类似的一些观念直到今时今日还在某些人群中根深蒂固的原因所在。

驱逐论与耗竭论

医生们也开始思考，为什么痊愈后的人通常不会再次感染天花。一种解释是驱逐论，这一理论的重要支持者名叫阿布·贝克尔·穆罕默德·伊本·扎卡里亚·阿尔·拉兹

（Abu Bekr Muhammad ibn Zakariya al-Razi）。他生活在公元9—10世纪，是名伟大的波斯医生兼科学家。他的名字叫阿尔·拉兹，这意味着他来自德黑兰附近的一个城市——雷伊。作为一名医生，他提出了用循证的方法检验疾病以及对各种疗法进行评估，并因此声名大噪。他是第一个区分天花和麻疹皮肤表现的人，并对医药的进步做出了许多重大贡献，同时他还精于文法的研究，也在其他不少领域有所创见，其在医学上的成就影响了整个伊斯兰地区乃至全世界。

在阿尔·拉兹的观点中，年轻人罹患天花是因为他们体内湿气过多引起了血液发酵，而发酵导致了脓疱的产生，脓疱破裂时排出的液体就是体内过剩的水分。有了这样的解释，天花不再复发的原因也就很清楚了——人在康复后体内不再有多余的湿气。

后来，人们提出了类似驱逐论的解释。吉罗拉莫·弗拉卡斯托罗（Girolamo Fracastoro，1478—1553）提出，在人、土壤或水中自发产生的"种子"（seeds或seminaria）才是导致天花等传染病的原因，且疾病在人与人之间通过"种子"来传播。为了解释人类对天花的获得性免疫，他假设所有人在出生时都被月经血"污染"了，当"种子"在人体内出现后，就会使这种"污物"腐烂、腐化。而痘愈后的人不再患天花，是因为天花脓疱已经排出了腐烂的经血。一种类似的理论提出，污染物并非来自月经血，而是来自婴儿出生过程中的其他液体，腐烂的污染物在感染天花后被排出体外。有趣的是，早年间一些医生的世界观中，分娩过程显得格外重要。

吉罗拉莫·莫科里亚尔（Girolamo Mercuriale，1530—1606），被称为当时的弗拉卡斯托罗，他指出了驱逐论存在的几个问题：如果人体排出经血污染物的需求是罹患天花的原因，那么为什么只有人类而无其他哺乳动物感染天花呢？为什么天花在欧洲人把它带到美洲之前并不存在于原住民中呢？既然经血污染物已经通过天花脓疱排出，为什么在天花痊愈后，人不能幸免于其他疾病呢？莫科里亚尔在逻辑上推敲这个驱逐论是否合理、是否适用于其他所有的疾病，得出的结论是：这一理论站不住脚。

征服全球性大流行病

顺便指出，这一点也正是科学逐步向前推进的一个很好的例证。有了某种观测，就提出一个模型予以解释。之后发现这个模型不能满意解释一些新的观测结果，则修正模型以匹配这些新数据，然后根据修正后的模型再做出新一轮的预测。比如在新冠肺炎流行期间，我们见证了随着新数据的不断获得和隔离措施开始生效，流行病学模型不断修正对新冠肺炎病死率的预测。

在17世纪和18世纪，人们提出了新的模型来解释驱逐论没有解释的客观事实，这些模型仍建立在"种子"引起疾病的观念上，但又为"种子"提出了一种不同的功能，这类模型被称为耗竭理论。英国医生托马斯·富勒（Thomas Fuller，1654—1734）提出的这一理论认为，人生来就在体内含有各种"卵"（同"种子"），每一种都对应于一种特定的疾病。适当的种子发芽时，它会引起一种特定的疾病。从疾病中恢复后，这类种子就被耗尽了，因此不会再遭受相同疾病的折磨。但其他疾病的种子仍然存在。这个模型建立在种子思想的基础上，很容易地解释了为什么当我们从某种疾病康复后便得到了保护，不易再得该病。

随着新的观察结果的出现，耗竭理论也变得站不住脚。当一个科学模型不能进一步修正以解释新的信息时，就走到了尽头——此时旧的模型必须完全放弃。随后，正如哲学家托马斯·库恩（Thomas Kuhn）指出的，是时候提出一个新的模式了。在后面的章节中，我们将阐述当代人对传染病和免疫力认知上的转变。现在，让我们先谈谈历史上天花造成的巨大损失，以及天花是如何被人类的聪明才智和公共卫生政策的进步所击溃的。

天花简史

从古代到 18 世纪初

天花是一种病毒感染，对患者来说不仅致命而且可怕。患病初期，患者出现高热、萎靡、肌肉痛和头痛。这些症状可能会持续 3 ~ 4 天，接下来，口腔、舌头和喉咙会先后出现红斑和脓疱。在接下来的 24 小时内，红色斑疹将逐渐覆盖身体的其他部分。再过几天，脓疱会变大，最终破裂。在此第二阶段，大约 30% 的感染者会死亡。那些幸存下来的人经常因为严重的皮肤疤痕和皮肤色素的丢失而毁容。他们皮肤上的疤痕证明他们已从天花中恢复过来，不会再受天花的折磨。因此，他们可以安全地照顾其他患者。新冠肺炎不会给患者留下明显的疤痕，因此无法通过外表简单地判断人们是否感染过该病毒。这也意味着需要对一个人进行科学检测才能确定此人是否感染过新冠病毒并已获得了一定时间内的免疫保护。

据推测，天花自公元前 1 万年左右就开始折磨人类。埃及木乃伊的患病痕迹提供了 3 000 年前天花在人类中存在的具体证据。大约于公元 400 年，印度的一本医学书描述了这种疾病的典型症状，即患者皮肤上脓疱的出现。欧洲对天花的第一次描述呈现在公元 580 年前后图尔斯主教格雷戈里的著作中。随着 14 世纪欧洲对外探索的开始，天花被传播到非洲和亚洲。1849 年，印度加尔各答市有 13% 的人死于天花，1868 年至 1907 年间，印度有 400 多万人死于天花。据估计，在全球范围内，仅 20 世纪，天花就造成了 3 亿至 5 亿人的死亡，直到 20 世纪的 50 年代每年大约还有 5 000 万人感染。这些数字表明，天花的破坏程度要大于新冠肺炎迄今造成的破坏。

16 世纪 20 年代，西班牙人将天花带到美洲，造成了毁灭性的后果。据估计，新大陆 60% ~ 90% 的人口都死于这种病毒。美洲极高的病死率也可能是同时引入了其他高传染性病毒所致，如麻疹，而这些疾病都是当地人从未见过的。天花也影响了战争的结果：由于西班牙入侵士兵带来的天花在阿兹特克人 * 中迅速蔓延开来，阿兹特克军队最终败给了西班牙殖民者科特斯率领的殖民军，战况也因此发生了逆转。

此外，早前的美国城市经常发生天花疫情。在 1636 年至 1698 年间，波士顿共计发生了 6 次疫情。1721 年，波士顿疫情非常严重，许多人逃到其他殖民地，从而加

---

* 译者注：北美洲南部墨西哥人数最多的一支印第安人。

剧了疫情传播。20 世纪初（1900—1903 年）波士顿和纽约的疫情促使政府建立了检疫设施和强制性疫苗接种计划。

毁灭性的天花和鼠疫使我们的祖先对其进行了详尽的观察。公元前 430 年，在雅典瘟疫期间，希腊历史学家修昔底德（Thucydides）指出，那些从疾病中康复的人可以去照顾患者而不会再感染。纵观历史，还有很多人观察到了这一现象。渐渐的，已经康复的人开始被称为"免疫者"（immune），该词来源于拉丁语"豁免"（immunis）。

对"免疫力"的观察给了我们祖先启发，人们开始尝试保护健康人群免受天花的侵害。早在公元 1500 年，中国人就开始尝试一种保护人们免患天花的操作 *。这一过程包括从患有轻度疾病的人那里收集皮肤脓疱的痘痂，并将痘痂捣成粉末。大约一个月后，将粉末放入银管，嘱种痘者鼻吸粉末，女性左鼻孔，男性右鼻孔。一周后，种痘者口腔和皮肤会出现脓疱。人们希望这些局部症状不会像波及全身的天花那样严重或导致死亡。令人欣喜的是，在疫情发生时，那些成功接受种痘的人则没有罹患天花。

---

* 译者注：即史料记载的"种痘法"。

17世纪，欧洲从印度引入了类似的操作：收集天花脓疱液体和痘痂，储存一段时间，并最终与煮熟的米饭混合形成糊状。用针头在健康人的皮肤（手臂或前额）上扎几个刺，用这些大米制成的糊状物覆盖针眼。这种方法后来从印度传到亚洲其他地区和巴尔干地区。

从中国和印度兴起来的这种方法被称为人痘接种。关于如何将人痘接种带到欧洲的故事很有趣，并且有许多详细的描述。故事始于1660年，那时英国皇家学会刚刚成立，是有史以来创立时间最长的科学机构。由于英国皇家学会名声斐然，许多科学家将他们的重要观察结果提交给学会的研究人员。1700年，英国皇家学会收到两封居住在中国的英国臣民的信件，其中描述了中国的人痘接种过程。研究人员认为，使用患者伤口提取物的操作，感染健康人的风险太大，所以这两封信没有引起他们的重视。1713年12月，英国驻君士坦丁堡大使的主治医师伊曼纽尔·蒂莫尼（Emmanuel Timoni）寄来了一封信，信中也描述了类似的信息。与1700年不同，这封信最终引起了研究人员对人痘接种的兴趣。

玛丽·沃特利·蒙塔古（Mary Wortley Montagu）是英国驻君士坦丁堡大使爱德华·沃特利·蒙塔古（Edward Wortley Montagu）的妻子。玛丽的哥哥死于天花，她自己也因染上天花而毁了容。玛丽在君士坦丁堡目睹了人痘接种术，并对该技术产生了浓厚的兴趣。她决定请大使馆的查尔斯·梅特兰博士（Dr. Charles Maitland）为她年幼的儿子种痘。在玛丽回到英国之后，一直致力于推广这项技术。1721年，一场天花大流行在伦敦暴发。由于担心小女儿染上病，玛丽又请梅特兰博士给她的女儿进行了接种。英国皇家内科医师学会的成员在场观察了接种过程，见证了人痘接种术的成功。

在1721年英国天花大流行期间，威尔士王妃卡罗琳的孩子生病了。尽管事实证明孩子得的不是天花，但王妃也对人痘接种术产生了兴趣。蒙塔古、梅特兰、汉斯·斯隆恩（Hans Sloane）、巴特（Bart，英国皇家内科医师学会主席）都在推进英国王室的人痘接种术中发挥了重要作用，至于谁是最重要的推动者，尚无定论。这些人开展了世界上最早的"临床试验"——他们对英国纽盖特监狱的6名死刑犯进行了人痘接种试验。作为参加试验的回报，囚犯在试验后将获得赦免。1721年8月，6名囚犯接受了人痘接种，其中5名囚犯随后出现了天花症状，但都很快恢复了健康。第六名囚犯没有症状，后来得知此人去年已得过天花并且早已康复了。随后，其中的一名女囚犯在成功种痘后被送去照顾一个患有天花的孩子，这位妇女全程密切接触患儿但最终并没有发病，这进一步证实了人痘接种预防天花感染的有效性。最后，监狱如约释放了这 6 名囚犯。

尽管对囚犯进行的试验取得了成功，但卡罗琳王妃仍然不确定种痘术对她的孩子是否安全。为了进一步确认它的安全性，王妃赞助了 5 个孤儿做人痘接种术，结果这些孩子都很健康。1722 年 4 月，卡罗琳对接种术的安全性不再怀疑，为两个女儿进行了接种，这一举动在英国上流社会中有效地宣传并普及了人痘接种术。大约在英国试验的同一时期，波士顿也进行了类似的试验。本杰明·富兰克林（Benjamin Franklin）也坚定地支持种痘术。

媒体广泛报道了 1721 年和 1722 年这些事件，公众逐渐相信人痘接种术是一种安全的操作。即使在今天，临床试验对于任何新疫苗的安全性验证和有效性评估也具有不可或缺的重要作用。正如我们将在第 7 章中描述的那样，历时漫长的临床试验是开发新疫苗需耗费较长时间的原因之一。从现代的医学伦理角度看，选择囚犯和孤儿作为临床试验的对象是不道德的，当然，现在疫苗临床试验的受试者都是健康志愿者，他们完全了解试验的风险。

人痘接种对于被接种者而言，是痛苦难忘的。在接种之前，患者已经开始被施以放血疗法 * 并且限制进食。种

---

*译者注：当时很流行的一种治疗手段。

痘需要从感染者身上取得接种物，而接种物含有天花病毒，因此，即使由经验丰富的医生进行操作，也可能会发生致命的感染。由于接种物内可含有活病毒，种痘也可能导致天花的局部暴发。因此，医生将接种后的人们关在一起，以防疾病传播。由于种痘术固有的危险性和它对被接种者可能造成的伤害，它没有被广泛应用。所以大多数人仍没有能力预防天花。而爱德华·詹纳（Edward Jenner）——人痘接种术的受试者之一，用其之后的工作成果改变了这一局面。

爱德华·詹纳提出的疫苗接种新模式

詹纳于 1749 年 5 月 17 日出生在英国格洛斯特郡伯克利镇。在药剂师的课程结束及见习期满后，詹纳师从苏格兰外科医师约翰·亨特（John Hunter）进行学习。詹纳和亨特有许多共同的兴趣，例如研究动物冬眠和鸟类迁徙。

在结束与导师的合作之后，詹纳于 1773 年回到家乡伯克利。一个挤奶女工告诉詹纳，她对天花没有反应，因为她曾经患有牛痘。牛痘对牛和人来说都是一种相对无害的疾病。詹纳也从格洛斯特郡的医学同事约翰·弗斯特（John Fewster，1738—1824）那里听说过这一现象。他逐渐注意到，曾感染过牛痘的人就再也不会得天花。于是詹纳开始研究牛痘感染与预防天花之间的联系。因为乳品厂和农场鲜有牛痘疫情发生，所以詹纳的研究需要较长时间。詹纳发现，牛痘源于一种叫作"马踵炎"的疾病*，这种疾病会导致马的皮肤发炎。他认为这种病是由同时照料牛和马的农场工人传染给牛的。牛痘可累及奶牛的乳头，并在挤奶时传染给挤奶女工。传说，贵族女人都羡慕挤奶女工的漂亮肤色。这个传说的根据可能是：挤奶女工接触奶牛皮肤上的牛痘后对天花产生了免疫，所以脸上没有痘痕。

在导师亨特的鼓励下，詹纳做了一个实验，以验证牛痘接种是否可以保护人类免受天花的感染。1796 年 5 月 14 日，詹纳从一个挤奶女工萨拉·莱默（Sarah Nelmes）的牛痘脓疱处取得了痘液，为一个叫詹姆斯·菲普斯（James Phipps）的男孩做了种痘。这一事件在医学史上是如此重要，以至于感染萨拉·莱默的那头牛的名字"兴旺（Blossom）"都被人们熟知。两个月后，詹纳又给这个孩子接种了天花，孩子果然没有出现天花症状，詹纳的假说从此得到了验证。两年后，他又在其他几个人身上重复了实验。

詹纳的实验代表了人类试图保护自己免受传染病侵袭的一种新模式，即从一种对人类相对无害的疾病中提取接种物，并对人进行接种，以此保护个体免受致命传染病的

---

*译者注：该病也称为"马痘"。

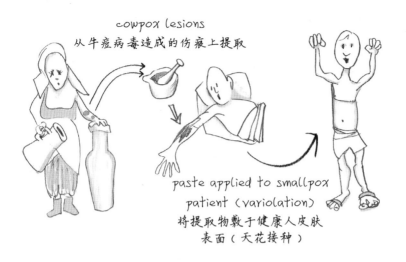

cowpox lesions
从牛痘病毒造成的伤痕上提取

paste applied to smallpox patient (variolation)
将提取物敷于健康人皮肤表面（天花接种）

图片｜牛痘病毒为人类提供了对天花病毒的免疫力
Cowpox provides immunity to smallpox

侵犯。与天花人痘接种不同，该过程对身体健康的人而言基本上是安全的。

詹纳向英国皇家学会展示了他的工作，并试图将他的发现在社会上享有盛名的《哲学会刊》上发表一篇论文，该杂志至今仍然在出版。尽管詹纳是英国皇家学会会员，但皇家学会拒绝了他的论文。他们认为詹纳没有足够的证据证明他的发现，而如果在获得确切证据之前就发表关于这项工作的论文，将对詹纳的声誉造成不可挽回的损害。詹纳最终把他的发现交付一家叫作桑普森·洛（Sampson Low）的私人公司发表。据推测，他可以从该公司出版的相关书籍的销售中获利，这是在《哲学会刊》上发表论文所不能实现的。

随后，詹纳的学说开始流行。因为拉丁文中牛痘的名字是 Vaccinia，所以英国早期支持该学说的理查德·邓宁（Richard Dunning）提议将种牛痘的方法称为（牛痘）疫苗接种（Vaccination）*。后来巴斯德（Pasteur）宣布将此术

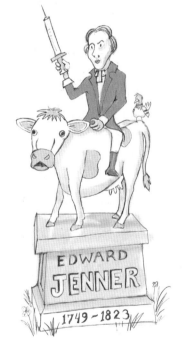

爱德华·詹纳

---

*译者注：疫苗的英文是 Vaccine。

语用于预防任何人类疾病的接种过程。最终，疫苗接种取代了人痘接种术，1840 年人痘接种术在英格兰被定为非法行为。此后不久开始实行"强制疫苗接种"。

詹纳在认真观察的基础上发展了疫苗接种，这是一项了不起的进步。天花在过去的数千年中经常造成毁灭性的疫情，而现在，安全的疫苗接种技术可以保护数百万人免受疾病的侵扰。在詹纳的有生之年，这一公共卫生领域的巨大进步得到了来自英国和世界各地专业组织的认可并使詹纳获得无数荣誉，法国皇帝拿破仑就是詹纳的忠实粉丝。为了纪念詹纳对人类的贡献，人们为他雕塑像、写赞诗。詹纳的故居现如今已是博物馆，而当年接种疫苗的小男孩菲普斯的小屋也是如此。值得注意的是，在詹纳从事研究时，人们并不知道天花是感染性微生物引起的，也不知道机体内含有免疫系统。在接下来的三章中，我们将描述感染性微生物以及免疫系统的运转机制。

从地球上消灭天花

在整个 20 世纪，詹纳发明的牛痘疫苗接种过程与前文提到的人痘接种过程基本一致。即在皮肤涂抹疫苗成分后，用针反复刺穿皮肤表面以诱导结痂。天花疫苗的使用很快遍及全球，特别在西方世界更是得到了不遗余力地推进。到了 20 世纪初，天花在北欧已经被根除，在欧洲其他国家仅有少数病例。1950 年，有一批卫生官员致力于根除美洲的天花，并在 10 年内取得了很大的成功。1958 年，苏联提议由世界卫生组织（WHO）领导一项国际性计划：在全世界消灭天花。几乎每个国家都采取了一种被称作"环接种"的新策略 *：在确认感染者后，对居住在附近的每个人都接种了疫苗。

最后尚有天花患者的国家是埃塞俄比亚和索马里。随着 WHO 对这两个国家的关注进一步加强，他们最终在1979 年成功地根除了天花。最后一例致命性天花感染者是医学摄影师珍妮特·帕克（Janet Parker），她从一个研究天花的实验室感染了病毒。因此，人们选择销毁了所有已知的天花病毒，只保留了两瓶，一瓶储存在美国，另一瓶储存在俄罗斯。岁月流逝，自此以后全球没有再出现任何新的天花病例。但是一场激烈的争论在科学界暴发，争论的

---

*译者注：仅对最可能的感染者 [即被感染者的密切接触者（密接）+ 密接的密接] 进行疫苗接种来抑制疾病传播的策略。

焦点在于是否应该销毁这两瓶最后的天花病毒，从而真正将天花从地球上彻底根除。一部分人担心，如果恐怖分子控制了仅剩的两瓶天花病毒，并将其变为生化武器，那么由于很多人出生时不再接种天花疫苗，也就是不具备针对天花的免疫力，就可能发生毁灭性的天花大流行。另一些人则认为，出于科学目的，也许有必要利用这些天花病毒来应对将来某些未知的问题。这一争议在 2017 年变得不再有意义，因为科学家证实，现有科学技术已为人工合成天花病毒提供了可能性。

消灭天花这个人类古老的宿敌的关键原因究竟是什么？首先，在理解感染天花的严重危害以及将其从地球上根除的重要性这一大前提下，世界各国进行了有效的国际合作。而当前疫情下，人们是否能达到当年全球紧密合作的水平，建立一个能共同抵御新冠肺炎大流行的家园呢？其次，天花病毒的一个关键特性是其只能感染人类，即人传人的传播方式，并不能感染（其他）动物。我们将在后面的章节中了解到，许多病毒的自然宿主是动物，一旦病毒变异，从而可以在人类细胞中繁殖时，该病毒就能够感染人类。这正是造成 2009 年 H1N1 流感大流行和 2020 年新冠肺炎大流行的原因。要想彻底根除某种感染动物的病毒性疾病，需要消灭其感染的整个动物种群或者为某种群中的每个动物接种疫苗防止其感染。虽然当代科学家们提出了使用新技术将转基因昆虫或动物放归野外的方法：使转基因生物与现有野生物种交配繁殖，从而阻断特定致病微生物在其后代中生存的能力。但这种方法究竟是值得一试，还是会带来意想不到的生态变化，是一个棘手的伦理问题，因为这样的操作很可能对整个生态环境造成潜在的危害。

早期对疫苗接种的反对声

20 世纪早期，波士顿的天花疫情促使当地卫生委员会实施了免费疫苗接种计划。1902 年，波士顿规定强制接种疫苗。拒绝接种疫苗的人将面临 5 美元的罚款或 15 天的拘禁。亨宁·雅各布森（Henning Jacobson）是波士顿的一位瑞典移民，他因担心疫苗会使其生病而拒绝接种。但是，他并没有乖乖支付罚款，而是起诉了波士顿所属的马萨诸塞州州府，理由是强制疫苗接种计划侵犯了他的权利。这一案件一路上诉至美国最高法院，1905 年最高法院做出了有利于马萨诸塞州的裁决，理由是：雅各布森拒绝接种疫苗的行为危及了他人的健康。

随着疫苗质量的提高，疫苗接种现已得到了广泛的应用。公平地说，相比于其他医疗行为，疫苗接种拯救了更多的生命。20世纪儿童病死率的大幅下降主要归功于疫苗接种计划的成功。小儿麻痹症是由脊髓灰质炎病毒引起的疾病，1952年仅在美国就有6万人患病。乔纳斯·索尔克（Jonas Salk）和阿尔伯特·萨宾（Albert Sabin）发明了脊髓灰质炎疫苗 *。今天，小儿麻痹症在世界上几乎根除。

但是，疫苗的使用目前在某些地区仍存在争议。正如我们稍后将讨论的，当很大一部分人口没有接种针对特定疾病的疫苗时，就会发生疫情。一些父母选择不给他们的孩子接种麻疹疫苗，这导致了加州麻疹最近一次的暴发。普遍接种疫苗保护了公众的健康（特别是老年人和免疫系统受损的弱势群体），"群体免疫"的概念也应运而生，这一概念在新冠肺炎大流行期间被多次提起。我们将在后面的章节集中讨论此内容。

---

*译者注：中国科学家顾方舟教授结合索尔克疫苗和萨宾疫苗的特点，判断我国应走减毒活疫苗路线并研发了国内口服脊髓灰质炎疫苗，即人们熟悉的"糖丸"。他主持制定了中国第一部"脊灰活疫苗制造及检定规程"，指导了中国随后20多年数10亿份疫苗的生产及鉴定。

第2章

传染病致病微生物的发现和现代疫苗的曙光

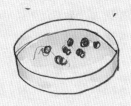

古希腊医生希波克拉底（Hippocrates，公元前460—前370年）指出，环境中的烟雾和毒物会导致疾病。但这并不是一个具体的概念，不能提供特定的方法以保护人类免受传染病的侵袭。在这一章中，我们将介绍科学家是如何逐渐揭开微生物引发传染病之谜的，以及这些知识是如何在19世纪引领了针对霍乱、炭疽和其他疾病的疫苗的发展。

19世纪的大部分研究对象是被称为"细菌"的微生物，细菌是由单个细胞组成的微小有机体，它可以导致严重的疾病，如肺结核、破伤风、伤寒、白喉和梅毒。这些传染病在世界各地均有发生。而导致新冠肺炎、流感和脊髓灰质炎等疾病的"病毒"个头太小了，用19世纪的技术是看不见的。因此，直到20世纪初它们才被发现。从下一章开始，我们讨论的几乎都是病毒。在本章中介绍的罗伯特·科赫（Robert Koch）、路易斯·巴斯德（Louis Pasteur）等人在19世纪获得的关于致病微生物和疫苗的信息，是后面章节的重要背景知识。

显微镜下"微小的动物"

　　透镜在古代被用来借光生火，后来又被用来帮助阅读（古时又称阅读石）。直到17世纪，它才被用于科学探索。伽利略在1609年制造了第一个望远镜，用来观测天体，从而创造了现代观测天文学。虽然亚述人似乎早在公元前700年就发明出了显微镜的雏形，但直到17世纪，范·列文虎克才用显微镜揭示了令人着迷的微生物世界。

　　安东尼·菲利普斯·范·列文虎克（Antonie Philips van Leeuwenhoek，1632—1723）是一位荷兰业余发明家。他是一名商人，同时也在代尔夫特市担任重要的市政职务。范·列文虎克发明了一种制造镜片的新方法，并对此技术保密。这一发明使他制造出的显微镜比当时其他显微镜更强大。他的显微镜结构精巧，体积很小，大约有两英寸长 *。范·列文虎克用他的新显微镜描绘了蜜蜂的刺、虱子的形状以及长在面包上的霉菌的细节。在一位医生朋友的敦促下，他开始用手绘插图的信件向英国皇家学会报告他的观察结果。后来，他注意到附近池塘的水在夏天会变得

＊译者注：5.08 厘米。

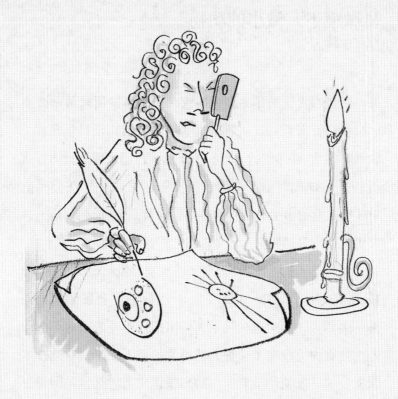

图片 | 列文虎克的显微镜

van Leeuwenhoek's microscope

浑浊，于是他用显微镜进行了观察。他不仅看到了我们现在所熟知的藻类，还注意到异常微小的生物四处游动。他把它们命名为"微小的动物"。从他的画中我们可以看出，范·列文虎克描述的是单细胞生物，这种单细胞生物后来被发现是贾第虫病等疾病的起因。在第一次观察细菌时，他估计了它们相对于一粒沙子的比例，他发现，100多个微生物排列的长度相当于一颗沙粒的长度，因此，一滴水中可能存在数百万个微生物。英国皇家学会最初并不相信关于微小生物体的观察结果。1677年，一些专家被派去拜访范·列文虎克，他说服专家们相信他的观察是正确的。因此，在18世纪初，人们发现了一个由微生物组成的新世界。

但是范·列文虎克以及那个时代的人并没有意识到这些微小的微生物会引起人类疾病。虽然早有一些证据显示，但"微生物理论"，即微生物导致疾病这一事实，直到19世纪在两位伟大的科学家——罗伯特·科赫和路易斯·巴斯德给出了无可争议的证据时才被广泛接受。在科学史上，这两位科学家以及他们的工作始终绑定在一起。两者性格迥异，并且彼此竞争，走出了各自不同的成功之路。

第2章
传染病致病微生物的发现和现代疫苗的曙光

科赫-巴斯德的竞争和新疫苗

科赫：创建科赫法则
及其在炭疽、结核和霍乱上做出重大贡献

罗伯特·科赫于 1843 年在德国出生。他的父亲是一位采矿工程师。他 5 岁起就可自己读书学习，很有天赋。在大学短暂学习自然科学后，他决定投身医学领域。科赫曾于普法战争时期及前后在波兰、德国的柏林和其他地方担任过不同职位的医生。科赫还对基础科学研究产生了浓厚的兴趣。今天，我们视他为"从事临床工作的科学家"——一个尝试利用基本的科学原理来理解疾病的临床专家。

炭疽病是一种影响动物和人类的疾病，在科赫所处的时代是个棘手的问题。科赫表示，对于很多动物来说，他可以通过将受感染动物的血液转移到健康动物身上，实现将疾病从一种动物转移给另一种动物。如此感染的所有动物都表现出相同的疾病症状，并且血液中具有相同的杆状细菌。这使科赫相信这种特定的细菌会引起炭疽病。科赫在炭疽方面的研究第一次将一种特定的微生物与特定的疾病联系了起来。

人们注意到，如果感染了炭疽病的牛在田野吃草，就

算过了很长一段时间，健康的牛再来这片草地上吃草，这些牛也会生病。因为科赫已经证实，感染动物血液中的炭疽杆菌在几天后会失去传染性，所以这个现象在当时是未解的谜团。科赫做了一个决定：他计划长时间观察细菌，因此需要研究出在实验室培养出细菌的方法。科赫发明了让细菌持续数天生长的方法——"让细菌在培养基中生长"——培养基是指能使细菌在其中生长的基质。现在，这种方法每天在世界各地使用数百万次。当医生怀疑您有细菌感染时，会从疑似感染部位（如伤口）采集一小份样本，并将其中一小块送往病理科，另一部分送到检验科做细菌、真菌培养。如果样本含有细菌，它们会在培养过程中生长出来，从而可以得到鉴定。医生可以根据这样的阳性检测结果来指导治疗方案从而杀死被鉴定出来的细菌。

有了这种培养细菌的技术，加上仔细的观察，科赫注意到炭疽杆菌有时会变成不透光的球体。他发现可以干燥处理这些球体，然后在几周后通过将其浸入液体中再次复苏 *。他怀疑，如果细菌转化成干燥的球体，或称作孢子，就可以多年保持休眠状态。事实确实如此，而且干燥状态下的孢子感染健康的牛后会引起细菌感染。一些读者

---

* 译者注：即重新恢复活力。

可能还记得 2001 年 9 月 11 日美国遭受恐怖袭击后曾发生过"炭疽恐慌"，当时有人将炭疽孢子装入信封，寄给了美国国会议员。

随着科赫在鉴定致病菌方面的技术变得越来越熟练，他的方法被命名为"科赫法则"：

1. 特定微生物必须存在于某种疾病的每一次发病病例中。

2. 这种微生物必须从患病的身体上分离出来并在培养基中生长。

3. 在培养基中生长的这种微生物在注射进动物体内后必须引起同样的疾病。

4. 试验发病的动物体内必须包含与最初患病的人相同的微生物。

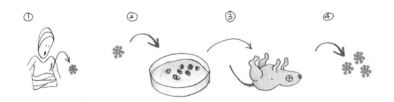

图片 | 科赫法则
koch's postulates

应用以上法则，很多今天已知的传染病病原体被成功地鉴定出来。在鉴别出引起某些疾病的特定细菌的身份以后，科学家和制药公司就能开发出杀死对应细菌的抗生素，从而使患者得到治愈。在发明抗生素之前，皮肤上的一个小伤口就可能发生感染并导致患者的死亡。现在的我们生活在一个 19 世纪时的人无法想象的世界里，因为许多曾经致命的感染病现如今很容易就被治愈了。

科赫的其他重要发现包括引起结核和霍乱的细菌。结核病 * 是长期困扰世界各国民众的一种疾病，属于消耗性疾病。因为随着疾病的进展，它会使人显得苍白瘦弱。在歌剧中，《波希米亚人》中的咪咪和《茶花女》中的维奥莱塔都患有这种疾病，这反映了 19 世纪浪漫悲剧与这种疾病的联系。在 19 世纪，结核病造成了大量的死亡。由于它是一种传染性疾病，造成其流行的部分原因在于工业革命期间不断扩张的城市人口。在整个 19 世纪，纽约市每 100 人中就有 1 人死于结核，这一比例与 2020 年该市报告的新冠肺炎病死率大致相同，并且是平均每年死于流感人数的 10 倍。

---

* 译者注：结核病在我国古代被称为"痨病"，中医指积劳损削之病为痨。

在科赫证明结核是一种由细菌引起的传染病之前，许多人认为结核是一种遗传疾病。1882 年，根据科赫的假设，他发现了病原体，并称之为结核分枝杆菌。这一发现使得人们对结核的了解更加深入，并推动了针对结核的抗菌药物研发，再加上卫生条件不断完善，患病率和病死率均显著下降。然而，当下结核分枝杆菌仍然广泛传播，依旧在世界的许多地区为祸一方 *。仅 2018 年，全球就有 150 万人死于结核病。此外，一个特别令人担忧的问题是近几年出现的耐药结核分枝杆菌 **。世界各地生产的结核疫苗效果都相对有限。

霍乱是一种经水传播的疾病，会导致严重的腹泻和呕吐。现在，霍乱暴发仍然给部分发展中国家造成巨大破坏，最近一次霍乱暴发是在 2019 年的苏丹。另一次影响颇大的霍乱暴发是在 2010 年海地发生毁灭性的地震之后。

科赫因发现霍乱的致病菌而享誉全球，实际上霍乱的致病菌最早是由意大利医生菲利波·帕西尼（Filippo Pacini，1812—1883 年）首次记录的，远远早于科赫。从

---

* 译者注：尤其在部分发展中国家。

** 译者注：其治疗成本及治疗难度较普通结核分枝杆菌都有所升高。

19 世纪初期到 19 世纪 60 年代初，始于印度孟加拉地区的霍乱在全世界范围内发生了大流行。当其蔓延到意大利佛罗伦萨时，帕西尼利用显微镜检测了霍乱死者尸检时收集的人体组织，发现了引起霍乱的霍乱弧菌。可惜的是，包括科赫在内，几乎没有什么人知道他的发现，部分原因可能是在帕西尼发表他的成果时，疾病的细菌学说并未被广泛接受。现如今，在发达国家中，良好的卫生条件已经使霍乱销声匿迹。

科赫于 1910 年去世，他的努力及研究成果获得了许多重量级奖项的认可，其中包括 1905 年获得的诺贝尔生理学或医学奖。现在我们来谈谈他的竞争对手路易斯·巴斯德的贡献。

巴斯德：发明巴氏灭菌法及发明生产疫苗的新方法

路易斯·巴斯德（Louis Pasteur）于 1822 年出生在法国，他的父亲是一名皮革匠，青年时期的巴斯德在学术上并没有很突出。在 1840 年获得哲学学士学位后，他专攻科学和数学。像今天一样，在巴斯德时代，法国只有最优秀的学生才可以被巴黎高等师范学校录取，巴斯德第一次参加入学考试时的名次并不好，但他最终于 1843 年被录取。

这个在他早期科学生涯的小挫折并没有阻止巴斯德今后做出变革性的发现。

当他在法国斯特拉斯堡大学任教时，巴斯德对于"手性"的数学概念有了一个非常重要的发现，镜像不可叠加的两个相似物体是具有手性的 *。最简单的例子是我们的左右手，在镜子中看看您的左右手，您将明白我们的意思。在研究某些盐的晶体时，巴斯德证明分子也可以是手性的，要么是"右手"要么是"左手"。他发明了一种方法检测这种所谓的"旋光异构体"的手性。一个很好的例子是糖，它是一种右旋分子，而代糖可由它的左旋异构体组成。我们体内用于代谢糖的分子不会作用于这种左旋异构体，因此我们也不会代谢这种糖。但是，我们的味蕾无法分辨左右旋分子之间的区别，因此代糖对我们来说应该与糖有相同的口感，这就是所谓的"不劳而获"。

---

*译者注：如果你注意观察过你的手，你会发现你的左手和右手看起来似乎一模一样，但无论你怎样放，相同的一面方向一致（都朝上或都朝下）的话，它们在空间上却无法完全重合。如果你把你的左手放在镜子前面，你会发现你的右手才真正与你的左手在镜中的像是完全一样的，你的右手与左手在镜中的像可以完全重叠在一起。实际上，你的右手正是你的左手在镜中的像，反之亦然。

巴斯德的另一个重大成就是发明了一种被后人称为"巴氏灭菌法"的技术。巴斯德的一名学生是葡萄酒商人的儿子，他令巴斯德对研究"防止葡萄酒变质"产生了兴趣。当时人们普遍认为葡萄酒会变质，因为它会自发分解出味道像醋的成分。巴斯德证明事实并非如此，而是有一种叫做酵母的微生物发生了作用，产生了这些化学变化。巴斯德还证明，葡萄酒被多种其他微生物污染也会导致其变质。他发明了一种防止葡萄酒变质的方法：利用了微生物在高温下死亡的原理，将酒加热到48.9～60℃，然后密封并冷却。尽管巴氏消毒法的发明最初是为了防止葡萄酒变质，但如今很少用于此目的，如今巴氏灭菌法在全世界范围内主要用于防止牛奶变质。

巴斯德在改变人们固有观念方面也发挥了重要作用。固有观念认为，许多生物是由非生物自发产生的。当人们看到面包发霉，烂肉生蛆时，就会理所当然地认为这些生物是从无生命的物体上直接产生的。虽然其他科学家也曾经多次反对这种所谓的自然发生说，但是科赫法则和巴斯德在1859年所做的优雅而明确的实验最终终结了这种误解。巴斯德将煮沸（巴氏灭菌）的水储存在有两个弯曲的鹅颈烧瓶中。将水煮沸可确保在实验开始时没有微生物混

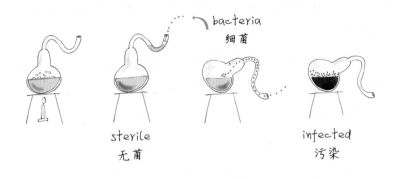

图片 | 感染性物质由空气传播
Infectious agents are airborne

入其中 *。鹅颈烧瓶的结构原理是将其竖直放置时，空气中的微生物会被管壁阻碍，而不会到达水中。巴斯德将一个烧瓶竖直放置，另一个倾斜 **。随着时间的流逝，立式烧瓶中的水没有显示出任何生物膜形成的迹象（当您将食物长时间放置在冰箱中并有微生物生长时，您一定看到过这种恶心的生物膜）。然而倾斜烧瓶中的水中形成生物膜，这是因为空气中的微生物可以到达水中，所以这一论证终结了自然发生说。

---

* 译者注：即完成微生物清零的状态。

** 译者注：若将鹅颈烧瓶倾斜，那么空气中的微生物就会到达瓶中。

大多数科学家可能梦想与巴斯德一样发现旋光异构体、发明巴氏灭菌法或者终结微生物的自然发生说，但殊不知巴斯德做出的最大贡献是发明了生产疫苗的新方法，这对人类产生了重大而又深远的影响，其价值之高远超上述成就。

巴斯德在疫苗研发方面取得的颠覆性成果，是他在研究鸡霍乱时偶然发现的。有一次，巴斯德给鸡注射引起鸡霍乱的细菌后 *，鸡却没有患病。在进一步寻找原因的时候，巴斯德发现他注射的那批多杀性巴氏杆菌已经变质了。他并没有购买新的鸡，而是向这批没有患病的鸡中又一次注射了新培养出的未变质的细菌，令他惊讶的是，这批鸡仍没有生病。巴斯德有一句名言："对于观察者而言，机会总是倾向留给有准备的人。"巴斯德显然已经准备好了，因为他立即意识到自己的偶然发现背后具有重大意义：从此人们可以通过接种活性弱化过的微生物来保护动物，使其免受活性正常的同种致病微生物的感染。

与以前应对天花的种痘术相比，这是一个颠覆性的改变，因为前者在操作过程中涉及使用真正对人类有害的病原体。詹纳对牛痘的应用，是发现了一种与致病相关但对

---

*译者注：即"多杀性巴氏杆菌"。

人类无害的病原体。巴斯德的新方法不是寻找相关的无害病原体，也不是冒着生命危险应用对人类有害的病原体，而是想办法使病原体弱化或减毒 *。值得注意的是，种痘术是将天花患者的痘痂研磨成粉，等待几天后再使用。这些过程很可能会在无意之中降低了病原体的毒性。巴斯德在 1879—1880 两年间制定了利用减毒病原体制备疫苗保护人体的标准化流程，这一方法最终沿用至今。巴斯德将这种对抗多种传染病的新方法命名为"疫苗"（vaccination），以纪念詹纳利用牛痘（vaccinia）来预防天花。随后，巴斯德还利用这一新方法，给禽类接种疫苗以预防（鸡）霍乱，给绵羊接种疫苗以预防炭疽。

巴斯德还发明了一种预防狂犬病的疫苗。狂犬病是一种由狂犬病毒引起的人兽共患的中枢神经系统急性传染病，多在被病犬咬伤后发生。不过现在更常见的是被感染的蝙蝠咬伤后发生感染 **。感染了狂犬病病毒的患者往往表现出瘫痪、恐水等症状（这也是为什么狂犬病又被称为

---

* 译者注：如此就可安全有效地实现疫苗接种。

** 译者注：在特定条件下，如炎热潮湿且聚集大量蝙蝠的洞穴中，狂犬病病毒或可通过气溶胶传播。在中国，绝大多数狂犬病仍由病犬传播。

"恐水症"），一旦出现相关症状，几乎所有患者都会不治身亡。巴斯德是一个化学家，而不是一个医生，但是却成功地发明了两种动物疫苗，他非常热衷于利用他的知识与技能来治疗疾病，或帮助人类预防疾病。今天，我们知道狂犬病是由一种病毒导致的，但是在当时，病毒这个概念并不为人所知。因此，巴斯德既无法遵循科赫法则来识别可能的病原体，也无法利用适用于细菌的方法来做微生物的培养，但是当时的人们知道，狂犬病的感染物质存在于狗的唾液之中，巴斯德大胆无畏，据说他曾经用自己的嘴来吸玻璃管，收集病犬的唾液（危险举动，请勿模仿）。

巴斯德利用他的同事埃米尔·鲁（Emile Roux）所创造的方法，降低了感染物质的毒性，并将其注射到健康犬类的身体中，证明了数次接种疫苗可以保护犬类免于狂犬病毒的感染。巴斯德非常希望将这种疫苗用到人体上，他知道狂犬病往往在被病犬咬伤一个月后发作，因此，他提出来让遭到咬伤的患者立即接种这个疫苗，以期疫苗的保护机制能够尽快发挥治愈作用，当时他们并不知道这种保护机制是什么，但你可以在学习了第 4 章免疫力以后有所了解。最开始的两个患者是在病程的后期接种的，他们还没来得及接受第二剂疫苗就病逝了。但是巴斯德依然坚持着自己的想法。

1885 年，住在阿尔萨斯的 9 岁男孩约瑟夫·美斯特（Joseph Meister）被狂犬病病犬数次咬伤，随后这只病犬便被警方击毙。男孩的家庭医生听说巴斯德发明了一种可以应对狂犬病的疫苗，为了挽回注定死亡的结局，他将约瑟夫一家带到了巴黎，并在到达巴黎的第二天向巴斯德寻求了帮助。巴斯德的同事埃米尔担心这种疫苗目前仍然不适用于人体，而且对一个尚且没有任何症状的孩子进行接种过于危险，便拒绝了对约瑟夫进行接种；巴斯德便找了另外一名医生给男孩接种，而且产生了效果——男孩被治愈了。接下来，便出现了很多相似的成功案例，而巴斯德则成为了一名英雄。许多年后，约瑟夫这个男孩，因为对巴斯德的崇拜，成为了巴斯德研究所的一名护理人员。

在这一段时间里，巴斯德开始了炭疽疫苗的研发，与此同时，发现了炭疽杆菌的科赫同样也将精力放到了这种细菌的疫苗研发上，这引发了两位声名显赫的科学家之间非常激烈的论战。科赫和他的学生认为巴斯德连如何培养纯化的细菌都不知道，巴斯德同样发起了反击。在普法战争时期，这些争辩变得更加激烈。在 1868 年，巴斯德被授予了德国波恩的一个荣誉奖项，由于两国交战的大背景，巴斯德将奖章连同一封愤怒的信函一同寄回，这导致了德法两国的免疫学家之间长达数十年的分裂，这对科学的发

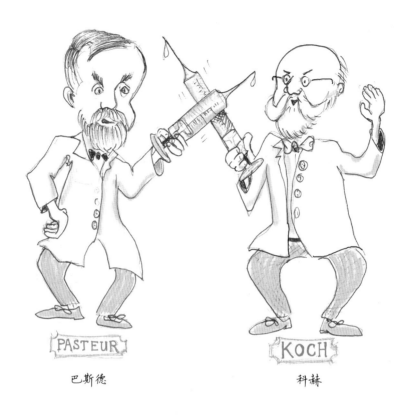

PASTEUR

巴斯德

KOCH

科赫

展来说是个损失。巴斯德最终在 1881 年的公开试验上成功地接种了数只绵羊、奶牛和山羊，保护它们免于炭疽的感染，他随之宣布这是法兰西伟大的胜利。讽刺的是，炭疽疫苗在这不久前便被法国的让·约瑟夫·亨利·图森（Jean Joseph Henri Toussaint 1847–1890）研制出来。巴斯德和图森使用了相同的方法，但是巴斯德坚持宣称自己生产的途径是不同的。

巴斯德逝世的时候，他将自己的实验记录本留给了他的长子，他的遗嘱要求这些笔记须要在家庭内部由其男性继承人一代代传承下去。1964 年，他最后的直系男性后代将这些实验记录本捐赠给了位于巴黎的法国国家图书馆。学者们在研究这些笔记的时候发现，巴斯德经常在工作的时候走捷径，有些时候并没有很详细地描述试验是如何完成的，也没有坚持公开透明地报道这些结果。这些游走在伦理边界的行为，甚至于更严重的欺骗行为，在现代的科学界是会被严肃惩罚的，因为科学的大厦是基于对科学家们诚实描述研究的信任之上的，失误可以发生，但欺骗不能容忍。

尽管巴斯德的研究存在伦理上的争议，但是不能否认他的这些开创性成果有着革命性的影响。用他的方法制造的疫苗比其他的医学方法拯救了更多人的生命，给儿童接种能帮助他们抵御疾病的疫苗极大程度削减了他们的病死率。今天，我们在尝试研发针对新冠肺炎的疫苗，而且我们有希望拥有一支成熟的疫苗，巴斯德的工作就是这种希望的基石 *。

---

* 译者注：事实上，截至 2020 年 12 月底，灭活疫苗和 RNA 疫苗已经成熟并投入使用，我们已然看到了新的曙光。

巴斯德因为他的成就收获了很多荣誉和奖项，全世界很多条街道都是以他的名字命名的，而且巴黎的巴斯德研究所就是由巴斯德亲自建立的一个非常著名的医学研究实验室。他在1895年，也就是他72岁的时候去世了。随后，他被埋葬在了巴斯德研究所最早的那幢大楼，在那里，游客们可以看到他的坟墓和他生前最后居住的公寓。然而他并没有被授予诺贝尔奖，因为这份奖项在1901年才第一次颁发。

科赫和巴斯德的工作主要集中在细菌感染，但是其他的生物也可以导致疾病，比如真菌、寄生虫和病毒。病毒给人类造成了非常特殊的威胁，近年的数次疾病大流行都是由病毒所引起的，因此，在下一章以及接下来的大部分内容，我们将专注于这种非常微小的生物。

第3章

病毒与大流行的出现

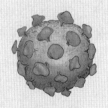

当巴斯德试图制造狂犬病疫苗时，没有成功地找到病原体。过滤器通常用于捕获和分离液体中可能包含的细菌，但这些过滤器无法捕获引起狂犬病的病原体。因此巴斯德认为引起狂犬病的微生物很小。事实上，狂犬病是由病毒引起的，确实很小。引起新冠肺炎的病毒是冠状病毒家族的成员，病毒的形状约为球形，直径约100纳米，只是头发直径的千分之一。引起季节性流感的流感病毒，大小也与其相似。相比之下，引起结核病的细菌为棒状，其长度比病毒要大20~40倍。巴斯德尝试应用科赫发明的细菌生长方法培养狂犬病病毒时也失败了。直到20世纪，才出现病毒的可视化技术及开创出研究病毒的方法。

在本章中，我们将介绍为什么病毒需要依赖人类或其他动植物才能生存。此外，我们还将描述不同类型病毒是如何生存并发挥作用的，还将解释引起大流行的病毒是怎样对全球各方面造成严重破坏的。我们打算从人类与病毒长期斗争的历史开始讲起。

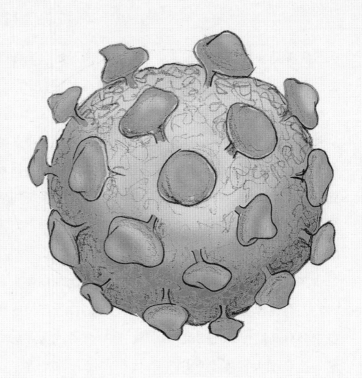

图片 | 冠状病毒
coronavirus

我们与病毒的永恒战争

病毒是非常简单的古老生物，自生命开始以来即已存在。在下一节我们将会阐述病毒无法自行繁殖的原因。它们必须在细菌、植物和动物（包括人类）中定居，以便复制和繁殖。因此，病毒具有专门的技能，可以入侵其他物种并在其中复制。当病毒入侵人体并复制时，它会损害我们的细胞和组织。我们将在下一章中学习免疫系统如何杀死入侵人体的病毒，以预防和抵抗病毒感染。病毒与我们的免疫系统之间的战争自远古时代起就从未停歇。

在农耕社会前，人类对抗的病毒种类比现在要少。那时的人类也曾受到病毒的折磨，但它们的性质与目前在人群中具有高度传染性的流感病毒、麻疹病毒或新冠病毒不同。这在很大程度上归因于现代和古代人类生活方式的差异。

现在，很多病毒是通过人与人之间的日常接触传播的。被感染者出现不适症状，或者因疾病的急剧发展而死亡。我们的免疫系统通常可以成功地彻底清除体内的病毒，人们因而得到治愈。值得注意的是，我们的免疫系统能在一段时间内"记住"之前感染过我们的特定病毒。如果同一病毒重新感染我们，免疫系统会立即启动作战模式，将其一举击溃。对于某些病毒而言，这种免疫屏障甚至可以持续一生。

对于那些可以导致一些患者死亡但通常会被免疫系统清除的传染性病毒来讲，它们不太可能生存于农耕社会之前。那时我们祖先以较小的族群形式生活，尽管占据大块区域，但相互之间的联系非常松散，人们在日常生活中很少遇到其他人。如果类似新冠病毒的病原体感染了一个人，那么该患者感染其他人的概率也很小。感染者会死亡，或获得康复并从此对该病毒免疫。在一个较小的群体中，大多数人会随着时间的推移获得免疫，新感染的人在发病过程中很难遇到易感人群。因此，该病毒难以传播给下一个目标受害者。该病毒不久后也就自然灭绝了。如果病毒引起的疾病非常致命，它将杀死一个小范围内的所有人，自身也随着感染者的死亡而灭绝，因为再也没有新的人可以感染。

这就是为什么大多数在农耕社会以前流行的病毒可能不会造成大流行或致命的个体损伤，并且不易被人体免疫系统清除掉。这些病毒可与被感染者一生共存，大多数时候仅安静地潜伏着。它们偶尔会悄然抬头并感染新的细胞，导致疾病症状出现，免疫系统则会压制这种复发，这个循环将周而复始，达成平衡。疱疹病毒就是如此，至今它仍在现代人群中传播着。

导致流感、麻疹和新冠肺炎的病毒无法存在于农耕社会之前，直到我们的祖先凭借智慧学会了如何种植农作物。这是因为在新兴的农耕社会中，人们开始聚集在较小范围内并在一起生活，从而形成大的社区。在人口稠密的地区，传染性病毒就有机会被患者传播给他人。因此，病毒也就实现了其复制、繁衍后代的目的。如果人口众多，就有大量个体被病毒感染。由于这个过程需要很长时间，病毒便可利用时间窗持续传播。此外，在人口密集的地区，新出生的婴儿也提供了源源不断的新易感人群。这就是在农耕时代开始流行高传染性病毒的原因。农业的发展还包括畜牧业，即人类驯养动物并将其畜养在人类生活圈内。能够感染动物并同时也能在人类细胞中复制的病毒也因此有机会流行开来。因此，各种各样的病毒随着农耕社会的发展开始在人群中传播。

由于人们出行变得愈加便利，区域间的人员流动也增加了。这些"移民"可能会将他们所在区域的病毒传播到其他区域。如第1章中所述，天花正是由欧洲移民带至美洲。此外，移民除了传播疾病，同时也是新易感人群的重要来源。工业革命以来，人们开始居住在人口密度比农耕社会更高的城市当中，高传染性病毒从此更加猖獗。时至今日，人类也因为具有与传染病病毒做斗争的共同历史而紧密联系在一起。

从狩猎采集社会、农耕社会、工业革命再到后续的各种新技术和革新，从多重衡量标准来看，这些进步都提高了人类的生活质量。例如人类的寿命提高、儿童的病死率明显降低等。但与此同时，现代人的生活方式也使人类更容易受到更多样化的病毒感染，这些病毒可导致急性疾病。尽管我们生活方式的变化有利于病毒的传播，但是我们在与病毒的斗争中获得了多次胜利，这要归功于人类的聪明才智。我们学会了开发疫苗来保护自身免受多种致病病毒的侵袭，但疫苗的研发需要时间。因此，每当新病毒出现时，我们仍然容易受到毁灭性大流行的影响。由新冠病毒引起的新冠肺炎大流行就是最新的例子。

现在让我们深入研究病毒是如何工作的，它们是如何复制的，以及为什么没有我们，它们就不能做到这一点。但首先，我们需要了解生物学的基本知识，即生命体是如何正常运转并进行繁衍的。

DNA、RNA 和蛋白质

所有有生命的机体都试图复制和繁殖各自的物种，这是本能。自古以来，人们就注意到孩子与父母之间有一些共同的特征，关于遗传的起源也引起了人们激烈的争论。但直到19世纪，天主教僧侣兼植物学家格雷戈尔·孟德尔（Gregor Mendel）通过培育豌豆的研究才首次为"遗传"提供科学基础。他提出了基因的概念，基因遗传自亲代。但是孟德尔并不知道基因到底是什么。直到1953年，当时在英国剑桥大学工作的两位年轻科学家詹姆斯·华生（James Watson）和弗朗西斯·克里克（Francis Crick）才首次描述了到底什么是基因。在受到罗莎琳德·富兰克林（Rosalind Franklin）等众多科学家的研究启发下，他们闪现的灵感改变了我们对自身个体和人类物种的看法，甚至改变了我们对所有生物的理解。他们发现了一种名为DNA（脱氧核糖核酸）的分子，并且揭示了这种分子是如何储存我们的遗传信息，如何在后代身上如实地复制这些信息，这也为现代医学奠定了基础。

DNA分子由两条长链组成，两条链之间由四种单元连接从而组合在一起。这四种单元被称为碱基，分别被标记为A（腺嘌呤）、T（胸腺嘧啶）、C（胞嘧啶）、G（鸟嘌呤）。DNA的两条链相互缠绕，形成双螺旋结构。这是因为一条链上的A只与另一条链上的T配对，G只与C配对。因此，螺旋的DNA分子的每条链都有一个碱基序列，并与另一条链互补。DNA 分子中四种碱基的排列顺序编码的信息，即遗传给后代的信息。

像人类这种复杂的有机体是由数不尽的细胞组成的。每个细胞都包含一份人类全部的 DNA 拷贝，这些 DNA 存在于细胞内一个叫作细胞核的区域内。在复制过程中，原始细胞中双螺旋结构的 DNA 复制成两个相同的 DNA 分子。首先，DNA 双链打开。每一条原始链都是合成新的互补链的模板。这个过程由细胞中的 DNA 聚合酶完成，它将正确的互补碱基一个一个地连接到不断增长的新链上。

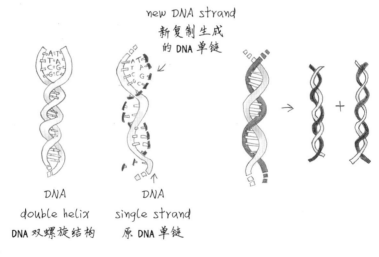

new DNA strand
新复制生成
的 DNA 单链

DNA
double helix
DNA 双螺旋结构

DNA
single strand
原 DNA 单链

图片 | DNA 的复制
DNA replication

DNA 结构为"校正"不断增长的互补链提供了一种机制。如果加入了错误的碱基，它将不会与模板链配对，并被切除，然后加入正确的碱基。最后，两条原有的 DNA 单链各自与一条新合成的互补链配对。这两条新的双螺旋结构 DNA 分别成为两个子代细胞中的 DNA 分子。当然，复制错误有时也会发生，这些错误称之为突变。在高等生物中 DNA 复制的错误率是很小的——在每个复制周期中，新的增长链中插入错误碱基的概率约为十亿分之一。

细胞协同工作使我们能够实现所有的生命活动。细胞的功能由蛋白质完成。蛋白质是生命的基石。如果我们将细胞想象为一辆汽车，蛋白质就构成了汽车运转的所有部件。蛋白质是以氨基酸为单位组成的长链，（标准遗传密码中）共有 20 种氨基酸。因此，通过不同的方式将这些氨基酸连接起来，可以产生大量不同的蛋白质序列。例如，每个位置有 20 种氨基酸可以选择，因此一条仅由 3 个氨基酸组成的序列可以有 20×20×20=8000 种不同的排列方式。蛋白质则更长，平均长度约有 400 个氨基酸。因此，可能产生的具有不同氨基酸序列的蛋白质数量是巨大的。特定蛋白质中的氨基酸序列决定了它的功能。不同序列的蛋白质具有不同的功能。细胞中所有的蛋白质信息都由 DNA 编码。

在发现 DNA 结构后，科学家通过巧妙的实验证明了

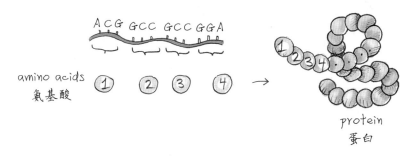

图片 | 蛋白质的合成（三联密码子）
Protein synthesis (triplet code)

DNA 是如何编码蛋白质中氨基酸的序列信息的。DNA 分子中三个相邻的碱基为一组，每一组对应不同的氨基酸。例如，AGC 对应一种特定的氨基酸，而 GCC 对应另一种氨基酸，以此类推。一共有 4 种碱基，那么则有 4×4×4=64 种三碱基的组合。所以，DNA 理论上可以编码 64 种氨基酸。而事实上，仅有 20 种氨基酸。因此，多种三碱基组合的碱基序列可以对应同一种氨基酸。一段 DNA（基因）中的三联碱基序列对应特定的一段氨基酸序列；而氨基酸是构成蛋白质的基本单位，因此基因 * 最终成功实现了特定蛋白质的编码。由此，DNA 仅使用四种碱基，通过一种紧

---

* 译者注：基因是带有遗传信息的 DNA 片段。

第 3 章
病毒与大流行的出现

凑而巧妙的方式编码复杂的生物信息。

那么在细胞中，DNA 编码的信息具体是如何转化为蛋白质的呢？就像汽车需要许多螺栓才能起作用一样，细胞通常也需要产生许多蛋白质才能发挥特定的功能。编码特定蛋白质的基因首先被转换成一种与 DNA 相关的分子，称为 RNA（核糖核酸，其与 DNA 一起被统称为核酸）。RNA 是一种非常古老的分子，几乎可以肯定它的存在早于 DNA 或蛋白质。RNA 分子通常由相连的碱基构成单链，其结构与 DNA 单链非常相似。二者的区别之一在于，RNA

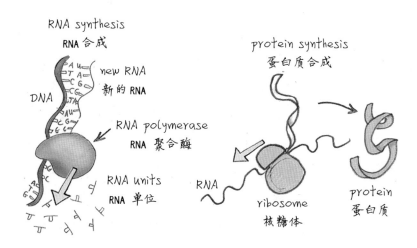

图片 | 中心法则
Central Dogma

的四个碱基并非 A、T、G 和 C，而是 A、U（尿嘧啶）、G 和 C。因此，在 RNA 里 U 取代了 T。随后，一种称为 RNA 聚合酶的物质将一个基因对应的 DNA 序列转录成许多具有互补序列的 RNA 分子。如此，每个 RNA 分子都包含了相应蛋白质所需的氨基酸序列信息。然后，细胞中一个名为"核糖体"的复杂工作车间，可将 RNA 分子中的碱基序列翻译成相应蛋白质中的氨基酸序列。即，DNA 中的信息首先被转录成 RNA，后者又被翻译、合成为相应的蛋白质，这种方式被称为"分子生物学的中心法则"。

病毒需依赖宿主细胞完成自身复制

就像动物和人类一样，病毒也必须复制才能繁殖它们的物种。事实上，它们一生的主要目标就是复制自己、繁衍后代。病毒就像人类的普通细胞一样，需要蛋白质才能发挥其功能。也正如我们的细胞一样，每个病毒内都包含自身的遗传信息。但其与人类细胞不同的是，病毒颗粒并不具备将其基因翻译成蛋白质所需的全部装置。病毒进入人体或其他动、植物的体内并侵入它们的细胞，随后劫持宿主细胞中的工作机器——如核糖体，将自己的遗传信息 * 翻译成大批蛋白质。这使得子代病毒能够组装、释放，进而感染其他细胞。从某种意义上说，病毒就好比"寄生虫"。

病毒是如何进入我们细胞的

细胞会对环境的变化做出反应，以实现它们的功能。每种类型的细胞都有特定的细胞表面蛋白，称为受体，它们可以感知外界环境。特定的细胞表面受体只与环境中的特定物质（称作配体）结合 **。当受体与配体结合时，细胞就能检测到它的存在并做出相应的反应。病毒表面存在由病毒蛋白组成的刺突 ***。为了引起感染，病毒的刺突必须与其入侵的细胞表面受体结合 ****。一旦病毒的刺突与受体结合，它就可以强行穿过细胞表面，然后劫持细胞内的一套工作"机器"，繁衍病毒后代。

---

* 译者注：DNA 或 RNA，取决于病毒种类。

** 译者注：受体就好比一把锁，而特定配体就相当于是开锁的钥匙，成对匹配。

*** 译者注：此处的刺突就相当于一把钥匙。

**** 译者注：此处的受体相当于与钥匙匹配的锁。

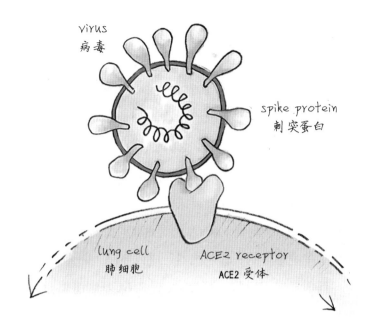

新冠病毒的刺突就与一种名为血管紧张素转换酶 2
（angiotensin-converting enzyme 2，ACE2）的特定人类受体
结合，该受体的功能在于调节血压。ACE2 大量存在于肺
部细胞表面。因此，空气传播的病毒可以通过我们的呼吸
道进入，并与我们肺部细胞上的 ACE2 结合。这就是为什
么新冠病毒会通过空气传播并感染我们的肺部。但是心
脏、肠道和肾脏的细胞上也存在 ACE2，这也就解释了为
什么新冠肺炎患者会出现其他器官的病症。

病毒的类型

病毒有两大类，DNA 病毒和 RNA 病毒。DNA 病毒就像人类一样，以 DNA 的形式携带它们的遗传信息，疱疹病毒就是 DNA 病毒的例子。RNA 病毒以 RNA 的形式携带它们的遗传信息，导致麻疹、腮腺炎和风疹等常见儿童疾病的病毒是 RNA 病毒，造成流感、艾滋病和新冠肺炎的病毒也是 RNA 病毒。RNA 病毒和 DNA 病毒以不同的方式劫持宿主细胞的一套"机器"进行复制。

一旦病毒进入细胞，其 DNA 或 RNA 基因组就会释放到细胞中。DNA 病毒的 DNA 基因组会进入细胞核。就像我们自己的 DNA 被翻译成蛋白质一样，新的病毒蛋白也是病毒以同样的方式利用宿主细胞的"机器"制造的。首先，一些病毒基因被转录成相应的 RNA 分子，然后这些RNA 分子被翻译成一些"早期"病毒蛋白。利用宿主细胞的装置，这些早期蛋白可协助病毒 DNA 的其他部分翻译成一套完整的病毒蛋白质。然后，病毒蛋白被组装成新的病毒颗粒，并从细胞释放，寻找新的细胞进行感染。有时候宿主细胞会在这个过程中死亡。

RNA 病毒一旦进入细胞就需要复制出多份自身的

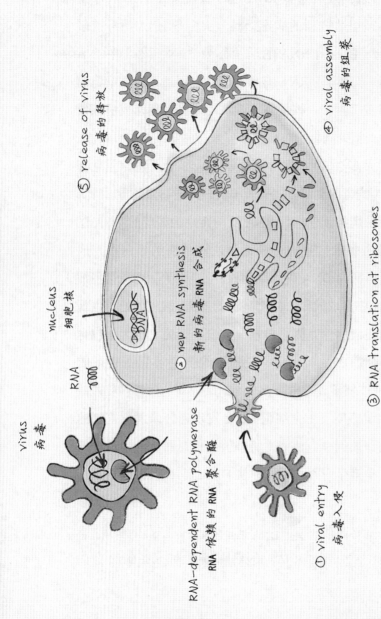

virus
病毒

nucleus
细胞核

RNA
RNA

RNA-dependent RNA polymerase
RNA 依赖的 RNA 聚合酶

① viral entry
病毒入侵

② new RNA synthesis
新的病毒 RNA 合成

③ RNA translation at ribosomes
RNA 在核糖体上进行翻译

④ viral assembly
病毒的组装

⑤ release of virus
病毒的释放

图片 | 病毒的生命周期
Life cycle of the virus

RNA 基因组，然后这些 RNA 可以被翻译成许多病毒蛋白，后者被组装成新的病毒颗粒。大多数 RNA 病毒携带一种可以复制自身 RNA 的酶，称为"RNA 依赖的 RNA 聚合酶"。当病毒的 RNA 有了许多拷贝以后，宿主细胞的蛋白质制造机器——核糖体，就被用来将其翻译成病毒蛋白。然后，新的病毒颗粒被组装起来，并从细胞中释放。

虽然大多数 RNA 病毒的复制方式如上所述，但是有一种 RNA 病毒的复制方式有所不同——逆转录病毒。

逆转录病毒首先将其 RNA 反向转换为相应的 DNA 序列。这是由病毒自带的一种称为逆转录酶的蛋白质完成的。然后，病毒 DNA 进入细胞核，"整合酶"将在宿主细胞的 DNA 中造成缺口，并将病毒的 DNA 插入此处。也就是说，宿主细胞的基因组被永久改变，因为它永久地包含了这段病毒 DNA。利用宿主细胞的全套装置，病毒的 DNA 便可被翻译成蛋白质，从而组装成新的病毒颗粒并被释放，继续感染下一个细胞 *。在发现逆转录病毒复制的机制之前，人们一直认为，将基因组信息转化为蛋白质的唯一方法是遵循中心法则——从 DNA 到 RNA 到蛋白质。

---

*译者注：病毒 DNA 在宿主 DNA 正常转录时一同得到了转录，即以 DNA 为模版产生对应 RNA，RNA 进一步被翻译为蛋白质。

事实上，逆转录病毒是通过从 RNA 到 DNA 到 RNA 再到蛋白质的途径将其基因组信息转化为蛋白质的。大卫·巴尔的摩（David Baltimore）和霍华德·特敏（Howard Temin）因发现逆转录病毒复制机制这一颠覆性真相而获得 1975 年的诺贝尔奖。

逆转录病毒最早是作为引发肿瘤的病毒在动物中被发现的。早前，逆转录病毒是否在人类癌症或其他人类疾病中发挥作用尚不清楚，直到 20 世纪 80 年代，逆转录病毒被确认为某种罕见白血病的病因。随后，科学家又发现名为"人类免疫缺陷病毒"的逆转录病毒，这正是艾滋病的病原体。在刚开始进行人类基因组测序时，我们吃惊地发现人类 DNA 基因组中很大一部分是由逆转录病毒基因组成的。当然，这些基因通常不翻译成蛋白质 *。这告诉我们，我们与逆转录病毒斗争了很长时间，长到它们已将自己的遗传信息潜移默化地藏在人类的 DNA 中。当下热门的研究领域之一就是探索人类基因组中的逆转录病毒基因是否与癌症有关，以及它们是如何影响人类进化的。

---

*译者注：并不是所有 DNA 序列都会被翻译成蛋白质，它们的功能是多种多样、非常复杂的。

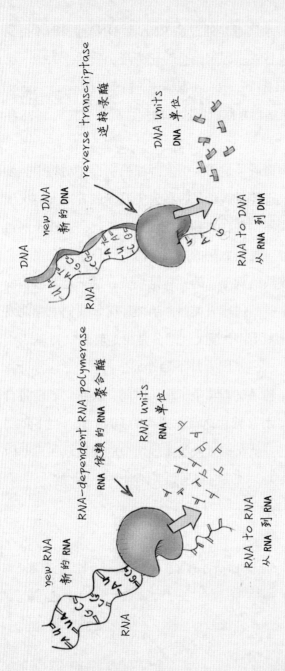

图片 | RNA 病毒打破 "规则"
RNA viruses break "rules"

RNA 病毒可以快速改变其外表的伪装

人类细胞将 DNA 转录为对应的 RNA，继而翻译为蛋白质的过程是几乎不会出错的。但是，RNA 依赖的 RNA 聚合酶在复制病毒的 RNA 时犯错的概率很高。同样，逆转录酶将病毒 RNA 逆转录为 DNA 时，也常会犯错。因此，RNA 病毒在宿主细胞中产生的蛋白通常具有多种氨基酸序列，且常与最初感染该细胞的病毒氨基酸序列有所出入。大多数此类突变会导致蛋白质缺陷，如此子代病毒便不能正常行使功能。但是也有些突变不仅可以使病毒正常运作，甚至变得更强大。因此，RNA 病毒具有快速突变并借此伪装自己，同时正常行使功能的能力。有时，它们甚至可以进化出新的功能 *。

利用基因组信息检测病毒感染

在持续的局部流行或大流行期间，快速识别感染者是非常重要的。因为患者一旦确诊，便需要与他人隔离。为

---

* 译者注：使传染性和破坏性变本加厉。

了检测到病毒，我们需要知道它的 RNA 或 DNA 序列。一旦我们知道了序列，就可以使用一种名为"聚合酶链式反应（PCR）"的标准方法来检测人类体液样本中是否含有该病毒。PCR 是一个简单而精准的方法，其发明者卡里·穆利斯（Kary Mullis）因此赢得了诺贝尔奖。PCR 技术需要用到人工合成的小 DNA 片段（被称为"引物"），该片段被设计为可以与特定的病毒 DNA 或 RNA 序列相结合。如果（被检测样本）存在与引物匹配的特定 DNA 或 RNA 序列，添加 DNA 聚合酶就可以（以结合处为起点）合成相应的双链 DNA。重复这个过程就可以在短时间内扩增大量目标 DNA 片段。一旦 DNA 片段数量激增，机器就很容易检测到，即实现了对少量 DNA 或 RNA 序列进行高度灵敏的检测。确诊患者感染某种病毒也就变得容易起来。新冠病毒的 RNA 序列发布后数日内，德国的克里斯蒂安·卓斯顿（Christian Drosten）公布了一种检测该病毒的 PCR 法。实施此方法仅需要订购一套引物，该方法立刻被多个国家采用。但是，美国疾病控制与预防中心（Center for Disease Control and Prevention，CDC）决定设计自己的检测方法，这延迟了美国新冠病毒检测方法的推出。

RNA 病毒的经典实例
以及它们导致大流行的原因

在本节中，我们将举三例曾引发 20 世纪大流行的 RNA 病毒，并解释引起大流行的病毒是如何出现的。

新冠病毒

冠状病毒是 RNA 病毒家族中的一员。多年来，一直有四种不同类型的冠状病毒在人群中传播。其中有些和很多其他种类的病毒一样，只引起普通感冒。没有人特别注意它们，因为这些病毒在绝大多数感染者中仅引起轻度症状，不足为患。

2003 年人们发现了一些因严重肺部损伤而罹患严重呼吸窘迫综合征的患者。研究人员很快就确定该疾病是由一种新的冠状病毒所引起的。该病毒称为严重急性呼吸系统综合征冠状病毒（Severe Acute Respiratory syndrome coronavirus/SARS-CoV，简称 SARS 病毒）。SARS 病毒是致命的，它导致约 10% 的感染者死亡。在强有力的公共卫生措施下，最终控制住了 SARS 的流行。大约在那场疫情的 10 年后，也就是 2012 年，沙特阿拉伯出现了一种病毒，

new synthesis
新的合成

DNA

plus: labeled probes
加入标记好的探针

病毒 viral DNA
病毒 DNA

Probe A
探针 A

Probe B
探针 B

detection
检测

virus
病毒

reverse transcr, prase
逆转录酶

viral RNA
病毒 RNA

viral DNA
病毒 DNA

viral DNA
病毒 DNA

viral RNA
病毒 RNA

amplification of viral sequences
扩增病毒的序列

图片 | 用 PCR 技术检测病毒的特定 RNA 序列
Detection of specific viral RNA sequences by PCR

该病毒虽传播到了世界各地，但主要扩散到韩国。它也同样引起严重的呼吸道疾病，被称为中东呼吸综合征（Middle East Respiratory Syndrome，MERS），其病原体依旧是冠状病毒。该病毒比 SARS 更加致命，病死率约为 35%。再一次，严格有效的公共卫生措施遏制了 MERS 的发展。

2019 年 12 月下旬，当时出现了几例流感样呼吸道疾病。2020 年 1 月，科学家发现这种疾病的病原体是一种新的冠状病毒，并公布了该病毒的 RNA 序列。为应对疫情的迅速传播，世界各地停止了经济活动，以保证人群隔离。这场席卷全球的灾难已导致数以百亿计美元的经济损失，几百万人失业。这种全球肆虐的病毒最后被命名为新冠病毒，由其导致的疾病被称为新冠肺炎。

为什么新的病毒会导致大流行或者局部流行？这些引发大流行或者局部流行的病毒是如何出现的？为什么 SARS 和 MERS 没有在全球传播，新冠肺炎却引起了全球大流行？那就让我们依次讨论这些问题。

当一种病毒在人群中传播足够长的一段时间后，一些人对病毒会产生一定程度的免疫力，这种免疫力让人足以抵抗病毒，因此只有少数人生病。但是当一种全新的病毒出现时，没有人对其具有免疫力，因此，该病毒可以感染任何人。如果这种新的病毒传播力较强，感染者便可将病毒传播给他们接触的人。如果这种新的病毒还能引起致命性的疾病，那就会导致可怕的大流行。导致 SARS、MERS和新冠肺炎的冠状病毒都是新的病毒，人类对它们不具有免疫力。

新的冠状病毒是怎么产生的呢？正如我们前面讨论过的那样，RNA 病毒易突变，这种特性让它们伪装自己来逃避人类的免疫系统。那么新的冠状病毒是否是由已经在人群中流传的、引起轻症（如普通感冒）的冠状病毒发生突变而来？

为了更好地解释这个问题，让我们假设一个 RNA 病毒的基因组含有 10 个基因片段。假设由于"RNA 依赖的 RNA 聚合酶"出错，基因被复制时发生突变的机会是1/5。那么平均下来，这个 RNA 病毒每复制一次，就有2 个基因会发生突变。如果一个 RNA 病毒基因组有 20 个基因片段，那将有 4 个突变，如果有 80 个基因片段，则将有 16 个突变，以此类推。因此，基因组越长的 RNA 病毒发生突变的基因越多。与其他 RNA 病毒相比，冠状病毒的 RNA 基因组非常长。但是，当我们观察这些病毒的RNA 序列时，并没有找到很多突变。实际上，新冠病毒自首次被发现以来也没有发生太多的突变。为什么会这样呢？

基因所编码的蛋白质必须协同工作才能使病毒发挥作用。某个基因的突变会使其编码的蛋白质出现异常，这可能使它与其他蛋白质的兼容性降低。突变的蛋白质数量越多，病毒蛋白质协同工作就越困难，从而增加了突变病毒无法存活的可能性。因为"RNA 依赖的 RNA 聚合酶"会在复制许多蛋白质的过程中产生错误，拥有这么长 RNA 基因组的冠状病毒很可能会产生无法正常发挥功能的子代病毒。为了防止这种情况的发生，冠状病毒自带一种具有校正 RNA 复制错误的蛋白质，正如我们的细胞中也有校正 DNA 复制错误的蛋白质一样。所以，在新的 RNA 合成过程中，若有一个错误的碱基插到原有的序列中，这个校正蛋白质可以切除错误的碱基并修正它。这就是为什么冠状病毒比预期发生的突变要少得多。在人群中流行并引起轻症的其他冠状病毒的刺突蛋白并不结合于 ACE2 受体（SARS 病毒和新冠病毒的受体），它们通过结合其他受体进入细胞。为了与 ACE2 受体结合，冠状病毒的刺突蛋白必须产生许多新的突变。而由于冠状病毒有一个负责校正 RNA 复制错误的蛋白，普通的冠状病毒突变成为 SARS 病毒或新冠病毒的可能性很小。

有些家族的病毒不仅可以感染人类还可以感染动物并在动物中繁殖。例如，冠状病毒也可感染啮齿动物和蝙蝠，尽管这些感染其他动物的冠状病毒和感染人的冠状病毒有一些共同的特点，但是它们编码的蛋白质有很多重要的差异。这些差异导致感染某种特定动物的病毒难以在人类中传播。达尔文关于物种如何进化以适应周围环境的理论解释了这一问题。达尔文的研究表明，生物体会随机发生突变。大多数突变体可能比其亲代更不适应其环境。但是如果偶然发生了比亲代更适应环境的突变，它会慢慢超越老物种，并在种群中占主导地位。以类似的方式，例如，感染蝙蝠的冠状病毒随着时间的推移会产生突变，更适于在蝙蝠体内繁殖的突变病毒会被留下。但是这些变化并不能使感染蝙蝠的冠状病毒适合在人类中繁殖，因为人体和蝙蝠差异很大。

然而，病毒有时候也会发生变化使它从一种仅能感染某种动物的病毒跨越为可以感染人类的病毒。通常来说，这种跨越是分阶段完成的。比如，一种感染蝙蝠的冠状病毒通过一些突变可能会感染另一种动物。此外，蝙蝠体内可以携带多种类型的冠状病毒，因此两种不同的冠状病毒可以共存在一个细胞中 *。这两种病毒可以互相交换它们

---

* 译者注：如一个病毒仅能感染蝙蝠，而另一个病毒同时还可感染人类。

的一部分基因组而创造出一种新的杂交病毒，这种新的病毒既可以感染动物也可以感染人类。两种病毒基因组发生交换混合的过程称为基因重组。如果完成基因重组的病毒感染了另一个中间宿主，这个病毒可以在中间宿主体内获得更多突变，使得病毒更适宜于在人体内生存，如果这个中间宿主和人类有很多相似点，这个过程会加快病毒完成该跨越，成为可以感染人类的新病毒。SARS、MERS 几乎可以确认是病毒从蝙蝠跨越到人类所造成的疾病，完成这个跨越过程可能有中间宿主的参与。

在 SARS 流行初期，有研究人员认为 SARS 病毒是由果子狸传染给人类的。果子狸是一种体型很小，像猫一样的动物，常在活体动物市场被贩卖交易。虽然人类被果子

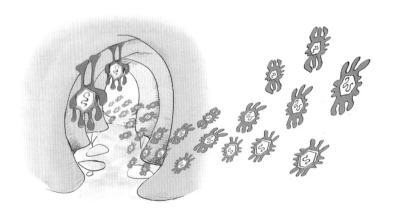

狸感染的病例确有记载，但是后来明确 SARS 病毒并非起源于果子狸。当时 SARS 冠状病毒的起源问题引起了全球性的学术探索，直到 2005 年，科学家在蝙蝠中发现了与 SARS 病毒非常类似的冠状病毒，这表明蝙蝠可能是 SARS 冠状病毒的原始来源。

SARS 和 MERS 都是致命性的病毒，可迅速杀死很多被感染的宿主。但这些病毒均未引起全球大流行。感染了这些病毒的人很快就表现出咳嗽、发烧和全身不适的症状，并寻求医疗帮助。若一种病毒造成感染者在早期就出现明显且严重的症状，因早期干预而受到限制，那么这样的病毒不容易广泛传播。这是因为感染者一旦感染便会尽快就诊，患者在很大程度上仅与亲密的家人和医疗护人员接触。因此，通过隔离这些与感染者接触的医护人员和亲密的家庭成员，可以相对容易地控制病毒传播。这就是 SARS 能被迅速控制的原因之一。对于 MERS，该病毒从蝙蝠传到骆驼 * 然后再传到人类，因此，MERS 感染主要发生在与骆驼密切接触的人群中。所有这些因素都限制了这两种冠状病毒的流行。

通过 SARS 病毒、MERS 病毒与新冠病毒之间的比较，我们揭示了病毒引起全球大流行所需要具备的特征。

---

* 译者注：即中间宿主。

感染新冠病毒的人可能在出现症状或意识到症状之前就已经将病毒传播给了他人，许多感染者仅为轻症患者甚至完全没有症状。因此，感染者在意识到自己被感染之前四处走动并感染他人，这使新冠病毒可以在人群中迅速传播。尽管 SARS 和 MERS 的病死率高于新冠肺炎，但后者同样致命且能杀死大约 1% 的感染者。由于新冠病毒可感染大量人口并且非常致命，因此它具有非常适合引起大流行的"完美"病原体特征。万幸之处就是它不会出现很多变异，否则将会使设计疫苗的工作大大复杂化（您必须等到后面的章节才能知道原因）。

流感

流感（病毒）也是一种 RNA 病毒，但不属于冠状病毒家族。我们对流感（病毒）非常熟悉，因为它常在春秋换季之时引起季节性流感，与新冠肺炎一样，流感也属于呼吸道疾病。流感的传染率相对较低，但也可以在症状出现的前几天就开始传播。此外，同新冠肺炎一样，很大一部分感染者不会感到严重不适，这促进了流感的传播。流感显然具有季节性倾向，因为发病高峰出现在北半球和南半球各自的冬季。很多因素都与这种季节偏向性有关，其中比较重要的原因包括：当天气较冷时，人们会有更多的

时间在室内聚集 *，并且相比于温暖潮湿的天气，该病毒在寒冷干燥的气候中更易生存。

流感病毒的刺突蛋白叫作血凝素（hemagglutinin，HA）。病毒表面的另一种重要蛋白质称为神经氨酸酶（neuraminidase，NA）。流感病毒具有 18 种不同类型的 HA 和 11 种不同类型的 NA，不同流感病毒家族根据它们具有的 HA 和 NA 的特定组合进行生物学分类。

尽管同为 RNA 病毒，但与冠状病毒不同，流感病毒没有校对蛋白。因此，其 HA 和 NA 的蛋白会不断发生突变。人类通常会针对流感病毒的 HA 产生强烈的免疫反应，并阻止其与细胞上的受体结合，在下一章中我们将会具体介绍原因。这样一来，便可防止病毒感染新细胞，从而感染得以控制。流感疫苗也可引起针对 HA 的免疫反应，从而预防感染。在冬天，要么由于自然感染，要么因为疫苗接种，许多人对正在流行的流感病毒株中的 HA 蛋白可产生免疫反应，进而产生免疫力，不受其侵害。当病毒发生突变，突变株则在具有正常功能的同时又能够伪装自己逃避过去几年人们建立的免疫屏障。这样的突变株将作为接下来一年的流感主力军流行。因此，流感病毒与我

---

* 译者注：室内空气流通性和通风较差，且人群密度高。

们的免疫系统之间的战争每年都在继续。

世界卫生组织有一个遍布世界，有大量人员和许多国家参与的监测网络，负责对流感病毒的 RNA 进行测序。根据这些数据以及哪些（流感）病毒在过去几年曾经流行过，专家团队可以预测哪些流感病毒可能在下一年中流行，并提前设计来年的疫苗。制造来年数百万剂的流感疫苗通常需要几个月的时间，因此这个决定＊要在流感季节开始之前就早早完成。即使在有些年份专家团队的预测未能成功命中，但因为流行的流感病毒突变株通常与过去几年的病毒株相差不大，多数人仍对（当年的）流行株有部分免疫力，因此，流感的发病和死亡大多发生在老年人和免疫力低下的弱势群体。即便如此，流感每年在美国仍会导致 1.5 万~6 万人死亡。

当流感大流行发生时，死亡人数和住院人数会急剧变化。在 1918 年、1957 年、1968 年和 2009 年，先后发生了四次此类大流行。1918 年大流行期间，世界人口估计只有当今人口的 1/4，但还是造成 2 000 万~5 000 万人死亡。流感大流行究竟是如何产生的？

流感病毒的 RNA 基因组由 8 个离散的 RNA 片段组成，每个片段可以最终编码流感病毒所需要的一种或两种蛋白

＊译者注：指预测结果。

质。流感病毒也可以感染动物，例如鸟类和猪。当然，这与感染人类的病毒是不同的，因为它们已经适应生活在宿主动物＊中。但是，流感基因组的 8 个片段中的每个片段都像一个单独的盒子，可以取出并与另一病毒的相同基因片段进行替换。例如，8 个片段之一编码关于 HA 的信息，HA 是刺突蛋白。该段的特定变异可以被替换成另一个变体。如果新的刺突蛋白与其他基因片段编码的蛋白兼容，则说明该病毒具有活性。但是现在，这种病毒有了一个全新的、人类对此没有抵抗力的 HA 刺突蛋白，这种新型流感病毒便有可能引起大流行。确实，当在人类中传播的病毒基因片段与鸟或猪的基因片段互换时，就会发生流感大流行。

　　1957 年的流感大流行中，该流感病毒中有 3 个基因片段与来自感染鸟类的流感病毒中的 3 个基因片段互换了，其中一个被替换的片段就对应 HA。在 1968 年的流感大流行中，感染鸟类的流感病毒与人类中传播的流感病毒发生了两个基因片段交换，其中一个亦为编辑 HA 的基因片段。这样的流感病毒通常不能很好地适应在人类中的生存，但是引起 1957 年和 1968 年大流行的病毒，它们大部分基因片段来自已经在人类中传播的病毒，因此它们能在

＊译者注：鸟类或猪。

人类中迅速传播。不同流感病毒基因片段的交换通常发生在合并感染两种流感病毒的情况下。当一个人密切接触携带流感病毒的鸟类，他／她将可能同时感染禽病毒和人类病毒，这两种病毒进而能通过上文提到的"基因重配"过程交换部分片段。大多数情况下，这些交换不会重组成有活性的病毒，但偶尔，如 1957 年和 1968 年那样，不仅合成了有活性的新病毒，还带来了惨重的后果。

　　2009 年的流感病毒大流行则是由猪体内的病毒直接感染人类引起的。这可能是因为当时有多种源自人、猪和鸟的病毒正在猪中传播。据专家的观点，当时在猪的体内发生了许多重组，直到出现了能引起人类大流行的病毒。人类与猪因为同为哺乳动物，在基因组序列上的相似程度远胜于与鸟类的相似度，这可能进一步导致了 2009 年流感病毒从猪直接传染给人类的事实。

人类免疫缺陷病毒即 HIV，又称艾滋病病毒

　　在非洲，许多灵长类动物（例如猴和猿）中流行着与 HIV 逆转录病毒十分相似的病毒。人们认为，HIV 的来源是某种黑猩猩。捕杀黑猩猩的猎人常与这些动物的血液接触，并喜吃其肉。与大量动物病毒频繁且密切的接触可能使一些能在人类中繁殖的病毒突变株在少数个体中出现。

现在，科学家们使用基于病毒序列和突变率的计算方法，认为HIV可能早在20世纪20年代就开始在人类中传播，集聚在非洲的刚果民主共和国首都金沙萨。然而，直到20世纪80年代初，在加利福尼亚和纽约的年轻人中，一系列少见的肺部感染、口腔感染以及癌症病例的出现才终于引起人们的警惕，一种新型疾病可能正在蔓延。其原因是这些症状通常发生在免疫系统受损的人群中，而健康的年轻人一般不会免疫受损。1981年，加利福尼亚大学洛杉矶分校医学中心的免疫学家迈克尔·戈特利布（Michael Gottlieb）博士在美国CDC《发病率和病死率周报》中发表了一份在加利福尼亚州年轻同性恋男子人群中的病例报告，这标志着艾滋病，即获得性免疫缺陷综合征（AIDS）大流行性的开始。

1983年，巴黎巴斯德研究所的弗朗索瓦丝·巴尔-西诺西（Françoise Barré-Sinoussi）和吕克·蒙塔尼（Luc Montagnier）宣布他们已经鉴定出艾滋病的病原体，它是一种病毒。1984年，美国国立卫生研究院的罗伯特·加洛（Robert Gallo）博士（先前他曾发现了第一个人类逆转录病毒）对外声明：其实验室发现引起艾滋病的病毒是一种逆转录病毒。接下来科学家们开发了一项检测艾滋病的方法，该方法一直沿用至今。美国和法国还就艾滋病的发现引发了一场激烈的专利权纠纷，该纠纷最终于 1987 年得到解决，当时美国总统里根和法国总统希拉克同意分享利润，并将其大部分捐赠给与艾滋病相关的研究和治疗机构。巴尔-西诺西和蒙塔尼也因发现 HIV 而获得 2008 年诺贝尔奖。

艾滋病病毒是通过体液（例如血液、精液和乳汁）而传播给他人的。在 HIV 检测普及前，被污染的血库用品常引起血友病患者感染艾滋病。最初，人们认为该疾病仅感染男同性恋者或经静脉（注射的）吸毒者，但事实并非如此。异性性行为是当今撒哈拉以南非洲地区艾滋病毒感染人类的主要原因。迄今为止，艾滋病毒已经感染了近 7 500 万人，并且可能有多达 4 000 万人死于与艾滋病相关的并发症。在南非，每天仍然有大约 1 000 例新发感染病例。

在感染早期，HIV 会引起类似流感的症状，随后症状可自行缓解。该病毒可感染人体免疫系统中起关键作用的一类细胞，并导致这些细胞数量减少。这就是为什么患者会出现免疫系统受损，从而容易发生一些正常免疫系统通常可以控制住的感染。最终，如果不进行治疗，免疫细胞的数量将降至非常低的水平，最终导致患者死亡。如今，HIV 药物治疗方面的创新（在第 6 章中进行介绍）已可以使患者体内的病毒得到控制，但却仍无法将这些病毒从体内根除。一旦治疗中断，病毒将卷土重来。寻找治疗艾滋病的方法及其疫苗是目前研究领域的热点。经过 30 多年的努力和付出，我们仍然没能研制出预防 HIV 感染的疫苗。正如我们将在第 7 章中看到的，这是因为 HIV 的突变率很高。幸运的是，目前流行的新冠病毒并非如此。

为什么 RNA 病毒导致了这么多大流行？

如前所述，大多数 RNA 病毒会发生相当多的基因突变。此外，它们的基因组可塑性很好 *，很可能会发生流感大流行期间出现过的基因重配，或者新冠肺炎中出现的基因重组。这种适应性和 RNA 病毒在动物体内的传播使得新型 RNA 病毒的出现对人类的生存构成了永久威胁。例如，流感病毒大流行总是有可能发生。各种形式的流感病毒在禽鸟之间传播，人与农场和市场中的猪和家禽紧密互动，可以加剧人们与这些动物之间的流感病毒互换。我们一定要再次注意，对于一个新的病毒，世界上的每个人都不具备免疫力。如果这种病毒还像新冠病毒一样，容易通过人与人之间的接触传播，且具有致命性，则将导致大流行的发生。正如新冠肺炎大流行所证明的那样，这种威胁并不局限于特定的国家或民族。

---

* 译者注：易发生基因重组、基因重配等。

DNA 病毒

DNA 病毒是另一种可怕的生物。大多数 DNA 病毒都有一个双链螺旋状的 DNA 基因组，就像人类一样。正如我们之前讲的，双链 DNA 可以以非常高的保真度进行复制，也就是说，突变是罕见的，这使得 DNA 病毒的基因组比 RNA 病毒长得多。例如，疱疹病毒基因组有 80 ~ 100 个基因，天花病毒有大约 200 个基因。大多数 RNA 病毒包含约 10 种或以下的基因。而 DNA 病毒有更多的基因，也更为复杂，且不像 RNA 病毒那样会快速地突变，改变自身的样子。DNA 病毒对于我们来说非常熟悉，特别是那些疱疹病毒科的病毒。疱疹病毒科包括：引起水痘和带状疱疹的病毒 *、引起口唇疱疹及传染性生殖器疱疹的病毒 ** 和导致单核细胞增多症的病毒（爱泼斯坦-巴尔病毒）。还有一种被称为巨细胞病毒（cytomegalovirus，CMV）的疱疹病毒也广泛流行。从青少年时期开始，大多数人都感染过一种或多种疱疹病毒。这些病毒以不同的方式在人与人之间

---

* 译者注：水痘带状疱疹病毒。

** 译者注：单纯疱疹病毒。

传播，但人际间的密切接触通常是主要的传播途径。

　　疱疹病毒是一种古老的病毒，这种病毒会将自身基因组潜藏在宿主细胞的细胞核中。因此，在被感染后，这个细胞就被永久性地感染了。对于大多数人来说，一旦从初始感染恢复后，这种病毒就保持静默，不再骚扰我们了。但是在某些情况下*，病毒可以再次激活，制造出新的病毒颗粒。带状疱疹的发病就属于这种情况。在儿童时期得过水痘之后，病毒会在神经系统的细胞中蛰伏起来。通常在年龄较大的人中，病毒会重新激活，引起红肿、疼痛的皮肤损害，也就是我们所说的带状疱疹。我们并不完全理解为什么病毒会再次激活。正常情况下，免疫系统可以控制住病毒，但在压力大或当免疫系统被抑制的情况下，疱疹病毒会重新激活。除了水痘带状疱疹病毒，其他所有疱疹病毒都可以出现重新激活的现象。

　　带着以上对病毒这个敌人的理解，让我们把目光投向我们的免疫系统，它就像这个星球上的战士一样，对抗着这些病原体。

---

* 译者注：比如免疫力低下时。

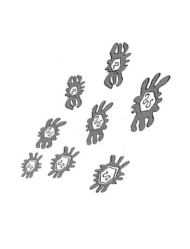

第4章

免疫力

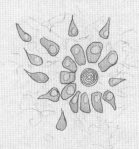

免疫系统是我们的防御部门，它充当着保护我们的屏障，让我们免受传染性、致病性微生物侵袭，并在微生物感染机体后与之抗争。我们的免疫系统还与其他生理系统相互作用，以多种重要的方式影响着健康和疾病。本书重点关注免疫系统如何行使其对抗病毒（通常是消灭病毒）的功能。一般来说，本书所介绍的这些概念也同样适用于人体免疫系统与其他微生物病原体的斗争。

免疫系统的一个显著特征是当机体被某种病毒感染时，可以特异性地产生针对这种病毒的免疫反应。想想这有多神奇：在当今生活着的大多数人出生时，新冠病毒并不存在，但是感染者的免疫系统却产生了一种专为对抗这种病毒而设计的特异性反应。同样值得注意的是，我们的免疫系统会记住过去的感染。如果相同的病毒再次感染我们，免疫系统会快速做出反应，并在其导致疾病前将其清除。如果新冠病毒和我们曾遇到过的大多数病毒一样，那么至少在一段时间内，从新冠肺炎中康复的人可能具有免于再次感染的免疫力。对一些病毒的免疫记忆可以保护我们多年甚至终生。这种对病毒的特异性记忆是接种疫苗的基础。一种有效的疫苗会有针对性地诱发针对某种病毒的免疫记忆。

在本章中，我们将阐述免疫系统是如何产生针对病毒的特异性反应的，以及既往感染的免疫记忆是如何形成以保护我们免受再次感染的。我们的叙述大致遵循历史进程，即免疫系统功能被一步步发现的顺序。最后一节，我们提供了一个简短的关于免疫系统如何运作的摘要。

现代免疫学的黎明

血液还是细胞

伤口发生微生物感染通常会导致炎症——表现为肿胀、发红、发热、疼痛以及脓液累积。在 19 世纪，人们知道植物和动物由细胞组成，也知道严重的炎症反应通常预示着不良结果，而脓液由死细胞组成，因此，炎症被认为是有害的，而参与炎症反应的相关细胞被认为可以使疾病加重，甚至认为这些细胞可以向整个身体传播致病微生物。尽管这些观念普遍存在，在 19 世纪末期，伊利亚·梅契尼可夫（Ilya Metchnikov）提出了截然不同的观点，他认为与炎症有关的细胞是有益的，是机体对感染和伤害的第一防御反应。

梅契尼可夫于 1845 年出生在俄罗斯，后来移居到法国。他是动物学家出身，并且对动物消化食物的过程很着迷，这种着迷可能影响了他发现免疫系统如何工作时的思考模式。

1882 年的一天，当时梅契尼可夫在西西里岛 * 的一个名为墨西拿的城市工作，他在那里观察海星幼体。海星是

---

* 译者注：意大利。

透明的，所以他可以看到它们的细胞四处移动。他突然想到，有没有可能我们的细胞可以移动到伤口或感染部位，将其包围并把麻烦清除掉？梅契尼可夫决定当晚将一块小木片插入海星体内来验证自己的猜想。令他满意的是，他早上醒来，发现海星的细胞已经包围了小木片。他认为这些细胞可能试图通过吞噬木片来消灭入侵者。从此，梅契尼可夫开始了毕生的研究工作，他试图证实免疫细胞驻留在微生物感染的区域，通过摄取和消化来破坏这些微生物。"phagein"一词在古希腊语中意思是"吃"，所以他将这些细胞称为"phagocytes"，即吞噬细胞，并且把它们摄取入侵微生物的过程称为吞噬作用。梅契尼可夫发表了一篇论文描述他在海星身上的观察结果，并提出炎症是应对感染或伤害的有益反应。

千年以来的固有观念让那时的人们坚信炎症是有害的，体液的不平衡（如血液）会导致疾病。人们认为纠正这种不平衡对恢复健康至关重要，这就是为什么放血疗法在很长一段时间内被认为是许多疾病的治疗手段的原因。在这种背景下，梅契尼可夫的观点遭到了强烈反对。同时，新兴学派也分化出来两个阵营——支持梅契尼可夫的细胞学派和相信是血液中的成分促进伤口愈合的体液学派。类似于科赫和巴斯德之间的竞争，细胞学派大多是法国人，这也是梅契尼可夫移居的国家，而体液学派大多是德国人。体液学派试图证明血液制品可以中和各种微生物和毒素的影响。而细胞学派认为，吞噬细胞对感染性致病微生物的应答和清除至关重要。

1890 年，埃米尔·阿道夫·冯·贝林（Emil Adolf von Behring）和北里柴三郎（Shibasaburo Kitasato）报告了支持体液学派的重要发现。引起白喉的细菌会感染口腔和喉咙，并对这些组织造成严重损害，且通常会导致窒息和死亡。众所周知，致命的原因在于细菌产生的毒素。冯·贝林和北里推测，如果他们只给个体注射白喉毒素，而非细菌本身，个体可能会产生一种阻断毒素的免疫反应。他们的实验成功了，他们发现在免疫接种后，血液中有某些物质能与白喉毒素特异性结合。这一结果表明，移植含有这种抗毒素的血液可以保护接种者免受白喉的影响。德国每年有数以万计的儿童死于白喉，因此冯·贝林与赫斯特化学制药公司合作，将这些发现开发成有效的治疗方法。有意思的是，在冯·贝林和北里这一发现的一个多世纪后，人们正在尝试把新冠肺炎康复者的血液制品注射到新冠肺炎患者体内，以此作为一种治疗手段。冯·贝林因发现这种被称为"血清疗法"的治疗手段于 1901 年获得诺贝尔奖。然而，北里并没有和冯·贝林一起分享（诺贝尔奖）

这一殊荣。

　　冯·贝林和北里的发现对体液学派来说是巨大胜利，因为血液中含有的一种物质被证明是有疗效的。因此，尽管不断有证据表明吞噬细胞在免疫反应中发挥了作用，但细胞学派还是输了。梅契尼可夫因其在免疫学方面的工作

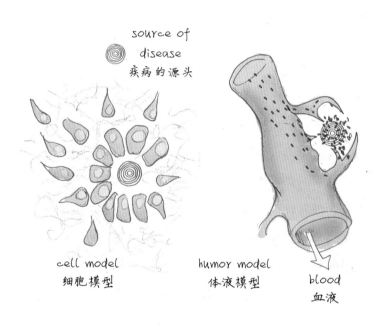

图片 | 梅契尼可夫 vs. 冯·贝林
Metchnikoff vs. von Behring

获得了 1908 年的诺贝尔奖 *，但当时人们普遍认为，梅契尼可夫和他的支持者的发现对于认识免疫系统并不重要。在接下来的 50 年里，大多数从事免疫学研究的科学家都专注于探索产生免疫力的血液成分的起源和特性。这些血液成分后来被称为抗体。直到 20 世纪后半叶，免疫细胞的保护作用才开始被重视。

我们接下来将描述当代对免疫系统的理解，这会让我们清楚地认识到，在人类与传染性病毒的持久战中，抗体和免疫细胞都是至关重要的。血液和细胞都参与到了免疫反应中。

当前对免疫系统的认识

我们的免疫系统由不可分割的两部分组成：固有免疫系统和适应性免疫系统。适应性免疫系统对入侵病毒产生特异性应答，这种定制化的特异性免疫反应的产生需要一定时间。如果我们仅仅依靠适应性免疫，当它武装起来、准备战斗时，入侵的病毒将会成倍地繁殖并扩散到全身，这会让我们早就被击溃了。固有免疫系统阻止了这种情况的发生，并让我们在适应性免疫系统发挥作用之前活下去。

---

*译者注：和其他人共同分享。

它是一种早期预警系统，提醒身体警惕病毒入侵。感染后的某些时刻，你会感觉很难受，产生发热、身体疼痛、发炎和食欲减退等症状。这些症状是固有免疫系统在感染部位附近阻止病毒并延缓病毒颗粒的生长和传播时所产生的反应。大约在感染后一周，适应性免疫系统就会完全活跃起来，这通常是症状好转的时候。这是因为适应性免疫系统已经产生了一种针对感染病毒的特异性反应，在固有免疫和适应性免疫的共同努力下，机体击败病毒并将其从身体清除。这一胜利的记忆也被建立起来。我们接下来的故事将从免疫系统与感染病毒的初遇开始讲起，阐述这一切是如何发生的。

病毒与机体免疫系统相遇的过程

正如我们在第 3 章中看到的，病毒表面的蛋白与人类细胞上的受体结合才能进入细胞。例如，新冠病毒的刺突蛋白与体内肺部或其他组织细胞上的 ACE2 受体结合。然后 *，病毒劫持了体内细胞的一套工作机器，用以组装大量的子代病毒，并从细胞里释放出来。这些病毒颗粒在细胞间隙游走，寻找新的细胞进行感染。在梅契尼可夫所说

---

* 译者注：进入细胞后。

的吞噬细胞中，有一种细胞被称为"树突状细胞"，它们存在于所有组织中。树突状细胞就像哨兵，在组织细胞间的环境中不断地采样和摄取物质。大多数情况下，它们摄取到的都只是细胞产生的废物。但由于感染的发生，组织细胞的环境中存在病毒颗粒，树突状细胞就会吞噬它们。这种情况发生时，树突状细胞就会整装待发，离开它驻守的组织经外周淋巴管进入淋巴结。组织细胞间隙中的液体属于组织液，组织液进入淋巴毛细管即为淋巴液，就像动脉和静脉将血液输送到我们的组织并从我们的组织中输出一样，淋巴管负责将淋巴液从组织中排出。淋巴液含有病毒颗粒和树突状细胞等其他组分，其中树突状细胞是因为吞噬了病毒颗粒而即将离开原来所在组织。每隔一段距离，就分布着一个淋巴结。淋巴结相当于过滤器，将病毒和树突状细胞保留在受感染组织附近的淋巴结内。适应性免疫系统的免疫细胞在血液中循环，当血液流经淋巴结时，这些免疫细胞就挤过邻近的血管壁，钻入淋巴结。这就是适应性免疫系统在淋巴结中与病毒相遇的方式。

适应性免疫系统的细胞、病毒颗粒和淋巴结内树突状细胞之间的相互作用，导致免疫细胞增殖、成熟并分泌产物，这些成熟的免疫细胞和它们的分泌物就像配备了专门武器的战士，旨在中和特定感染病毒的影响。这些免疫产

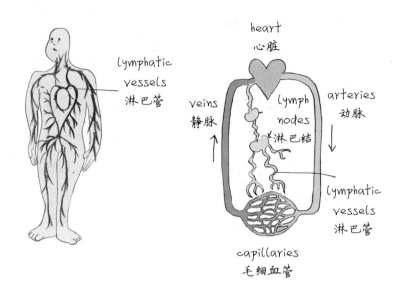

图片 | 淋巴系统
Lymphatics

物顺着连接血液的淋巴管迁移出淋巴结。然后，它们可以穿过血管壁进入组织，在那里它们可以阻止病毒感染新的细胞，并杀死已经感染的细胞。抗体只是与病毒抗争的众多特定产物中的一种。针对某病毒的特异性抗体如何产生，将是我们下一部分的主题。

抗体：适应性免疫的一个分支

在人类发现白喉毒素和其他微生物的抗体后，有一个显而易见的问题：人类到底是怎么产生这么多专门针对不同的病原体起中和作用的抗体的。德国的免疫学家保罗·埃尔利希（Paul Ehrlich）提出，抗体与特定靶点结合的方式就像一把钥匙配一把锁一样。抗体的形状和它所结合的特定靶点是互补的，就像钥匙和锁的形状是相互匹配的一样。接着，他还提出，我们的细胞表面拥有所有必要的抗体，这些抗体可以特异性识别所有致病微生物和经常攻击人类的那些毒素。

但这种猜想很快就遇到了挑战，因为免疫学家发现，当给动物注射化学物质时，动物体内会产生针对这些化合

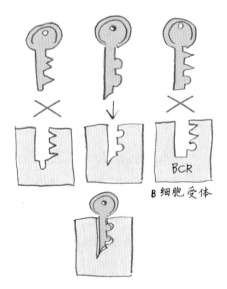

BCR
B 细胞受体

图片 | 锁-钥模型
Lock and key model

物的特异性抗体。由于这些化合物并非病原微生物或者毒素，这就表明几乎针对任何东西的特异性抗体都可以在机体内产生。有人曾提出了一种用以解释这一现象的观点：即抗体适应性极强，可以被塑造成不同的形状，与包括病毒和细菌在内的特定入侵病原体结合。但是，抗体是如何保存对既往入侵病毒的记忆呢？为什么抗体可在病毒被消灭后还能够维持它的形状呢？

20世纪50年代，丹麦免疫学家尼尔斯·杰尼（Niels Kaj Jerne）和澳大利亚免疫学家麦克法兰·布尔内特（Macfarlane Burnet）提出了一个可能解决上述难题的猜想。在短篇小说《巴别塔图书馆》中，阿根廷作家豪尔赫·路易斯·博尔赫斯（Jorge Luis Borges）描述了这样一个图书馆，在那里的书籍含有字母所有可能的排列组合。因此，这个图书馆包含了所有已经或可能写好的书。布尔内特提出，构成免疫系统的细胞正如这个图书馆一样。类似于一本书中的字母排序，每个免疫细胞都配备了一种抗体，可以结合不同的物质。因此，我们可以对过去、现在或未来遇到的任何外来物产生特异性免疫反应。当特定的微生物或化学物质入侵我们体内时，具有特异性抗体的免疫细胞就会与这些入侵物质相结合，进而引起这个特定细胞继续增殖，产生的后代可以中和入侵物质。布尔内特还推断，过去我们体内经历过的每一次感染都深深刻在机体的"记忆"中，因为人体会大量制造这些针对相应微生物能产生特异性抗体的免疫细胞。因此，当人体再次感染时，机体的反应将更迅速和强烈，因为此时，不单单只有一个针对病原微生物的细胞在孤军奋战，更多的细胞已然做好准备蓄势待发。

这种假设模型提示我们每个人从出生时体内就有大量的免疫细胞，每个细胞都有不同的抗体。若是能够特定地识别几乎所有不同生物体，那么我们每个人就必须有数百万种不同的抗体。但是人类只有大约两万个基因用来编码所有蛋白质的信息。这又带来一个问题：为什么我们拥有的抗体类型比基因还要多呢？

1976 年，一位在瑞士巴塞尔工作的日本科学家利根川进（Susumu Tonegawa）解决了这个难题。很久以前人们就知道，抗体是由一种叫做 B 淋巴细胞（或者称为 B 细胞）的细胞产生的。B 细胞表面有一种叫做 B 细胞受体（B cell receptor，BCR）的蛋白质。利根川进发现，B 细胞受体（BCR）基因编码信息在每个 B 细胞中都是不同的。这是因为 BCR 的基因是由不同的 DNA 片段组成的，这些片段必须结合在一起才能形成一个完整的基因。我们的 DNA 中含有许多这样的片段，机体会随机选择每种片段中的一部分并将其结合起来组合成 BCR 基因。由于每个 B 细胞的组成不同，人体便可生成大量多种多样的带有不同 BCR 的 B 细胞。事实上，我们每个人体内都至少有 1 000 万种 B 细胞，其数量共计约 1 000 亿之多，每个种类 B 细胞都有不同的 BCR。利根川进的发现令人震惊，因为在此之前，人们一直认为人体中的每个细胞都具有相同的 DNA 拷贝，而他发现对于 B 细胞来说并非如此，他也因这一重要发现获得了 1987 年的诺贝尔奖。

那么 B 细胞具有不同 BCR 的这一发现与抗体之间有什么联系呢？当 B 细胞在淋巴结中遇到病毒颗粒时，如果它的受体能充分地与病毒刺突的一部分结合，那么 B 细胞内部就会发生化学反应，导致它开始增殖。增殖所产生的子代细胞能分泌一种可从 B 细胞表面脱离的 BCR，也就是我们所说的抗体。所以，正如布尔内特和杰尼提出的，BCR 其实就是固定在 B 细胞表面的抗体。有趣的是，布尔内特和杰尼仅凭他们的想象提出的设想大体上都是正确的。布尔内特和杰尼两人分别在 1960 年和 1984 年获得了诺贝尔奖。

B 细胞分泌的抗体在血液和人体所有组织中循环，寻找着当时诱导其产生的感染性病毒。与病毒上的刺突蛋白结合的抗体可以掩盖刺突，从而阻止病毒附着在人类的细胞受体上。由于此过程会中和 * 病毒感染健康细胞的能力，因此这类抗体又被称为中和抗体。与抗体结合的病毒被消灭，要么是由于它们被吞噬细胞吞噬了，要么是因为我们血液中的某些化学物质能结合到抗体上并在病毒表面打出孔洞以将其消灭。

随着研究的进展，发生了一件令人费解的事情，这是由美国内科医生、科学家赫尔曼·艾森（Herman Eisen）首先证实的。第二次世界大战期间，艾森在一艘海军舰艇上担任医生。他闲来无事时会翻阅一些有关免疫学的书籍，并逐渐发现这个话题很有吸引力。战争结束后，他对临床医学的兴趣日益减弱，而对免疫学的研究越来越感兴趣。当他在兔子身上做医药实验时，艾森和他的同事们发现，随着感染时间的推移，抗体的效力会更高。事实上，他们发现，抗体可以在 1～2 周内将其效力提高 1 000 倍以上。然而布尔内特提出的观点却无法解释抗体效力提高这个现象背后的原因。

最终，达尔文的进化思想解释了上述现象。达尔文里程碑式的研究解释了物种是如何不断进化以更好地适应环境。之所以会产生这个过程，是因为我们体内的遗传物质

---

* 译者注：即抵消或削弱。

在复制时出现了错误，从而导致突变的发生。达尔文的进化论认为，随着时间的流逝，那些具有能增强环境适应力的突变的个体将逐渐取代整个种群。B 细胞在机体感染后的 1~3 周内正是经历了这种达尔文式进化过程。与病毒充分结合的 B 细胞被激活并在淋巴结中迅速繁殖。

在这个过程中，被激活的子代 B 细胞的 BCR 发生着高频突变。带有新型突变 BCR 的子代 B 细胞凭借着与病毒结合的亲和力高低相互竞争。与病毒结合更紧密的子代 B 细胞存活下来，其余迈向死亡。其中一些存活下来的子代 B 细胞离开淋巴结，开始分泌抗体。然而，绝大多数存活下来的 B 细胞仍留在淋巴结中，以进行下一轮的突变和选择。经过反复地突变和选择，B 细胞的 BCR 与病毒刺突结合越发紧密。经过这一过程，B 细胞所产生的那些抗体就能更加有效地掩盖病毒的刺突蛋白，从而更有效地中和病毒，避免其感染细胞。

抗体分子呈 Y 字形，上面有 2 个完全相同的病毒刺突结合位点 *。抗体的茎部即重链部分有很多种类型，每一

---

*译者注：分子量较大的两条链称为重链（heavy chain，H）；而分子量较小的两条链称为轻链（Light chain，L），抗体的下半部分仅含重链，上半部分的"分叉"包含轻链和重链。

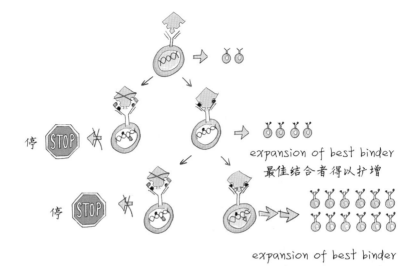

停 STOP

expansion of best binder
最佳结合者得以扩增

停 STOP

expansion of best binder
最佳结合者得以扩增

图片 | 抗体结合的进化
Evolution of Antibody binding

种可以实现不同的抗体功能。比如，感染过程中最早产生的抗体拥有一个特殊的茎部，被称为免疫球蛋白 M（immunoglobin M，IgM）。随着感染继续发展，产生的抗体种类会变为免疫球蛋白 G（immunoglobin G，IgG）。当然还有不同功能的其他抗体，比如一种名为免疫球蛋白 A（immunoglobin A，IgA）的抗体专门保护人体的黏膜表面，它们会被分泌到消化道，还有肺部、口腔和鼻腔的呼

111

第 4 章
免疫力

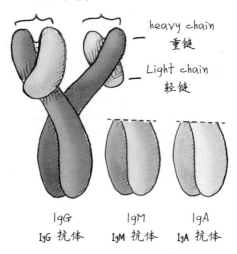

binding sites
结合位点

heavy chain
重链

Light chain
轻链

IgG
IgG 抗体

IgM
IgM 抗体

IgA
IgA 抗体

图片 | 抗体的结构
Antibody structure

吸道黏膜表面，它们会在黏膜表面与病毒结合，并阻止病毒附着以及进入细胞。

抗体检测及其临床价值

就像前面我们说过的那样，病毒的特异性抗体通常在感染 1 ~ 2 周后出现。即使机体清除病原体以后，抗体也通常会在血液和机体组织内持续循环一段时间（请参见后文所述的抗体持续时间）。这就是为什么检测血清特异性病毒抗体是病毒感染筛查的常用方法之一。例如，HIV 筛查就是通过 HIV 特异性抗体的存在与否判断受试者是否感染艾滋病的。这种被称作"抗体血清学检测"的方法具有非常高的灵敏度和特异度，并且操作便捷，价格便宜。其基本的操作过程是将血液样本与病毒蛋白混合。如果存在针对病毒的特异性抗体，该抗体就会与病毒蛋白结合。我们可以在血液样本中加入另一种能结合所有人类抗体的抗体（俗称二抗），以此来检测上述复合物。我们有很多种方法可以实现上述检测过程。一种方法是，我们把病毒特异性蛋白质黏附在"金珠"上 *，如果血液标本中存在抗病毒抗体，则抗体会与"金珠"（黏附的病毒特异性蛋白质）结合。结合后形成的复合物流经富含二抗的表面上时，二抗会与复合物上的抗病毒抗体结合，因此金珠也会跟着被捕获在该表面。捕获的"金珠"很容易被检测者的肉眼观察到。目前已经有很多种商业化试剂盒可用于检测多种微生物的特异性抗体。包括麻疹病毒、艾滋病病毒、丙型肝炎病毒、破伤风梭菌、白喉杆菌和新冠病毒。

　　在新冠肺炎大流行期间，最重要的是能迅速找出潜在

---

* 译者注：此处的"金珠"相当于一种标记，好比给病毒蛋白贴上醒目的标签，便于识别。

感染人群，以确定其传播范围，并且快速确认急症和已住院患者是否被新冠病毒感染。在新冠肺炎感染的早期，不太可能检测到特异性抗体。因此，在新冠肺炎大流行期间，我们还是首先使用本书第 3 章中描述的 PCR 检测病毒核酸的方法来确诊新冠肺炎感染。

随着大流行的发展，抗体检测被用于识别既往感染却在当时未做病毒核酸检测的人群。正如我们将在下一章中看到的那样，在大流行初期过后，对公共卫生职员、上班族和老百姓们都至关重要的是，我们得知道有多少人已从新冠肺炎中康复，面对再次感染的风险时，有多少人已然有了对新冠肺炎的特异性免疫。一项检测所需的准确度取决于具体情况，比如抗体检测必须是高特异性的 *，因为假阳性的检测结果会误导个人、公众和公共卫生职员，让他们以为该名患者或该地大部分人群已经从新冠肺炎中康复，并且对新冠肺炎存在免疫。显然，一项检测所要求的"准确度"取决于被感染人群的比例。假设某供应商的抗体检测方法错误率为 5%，如果我们预估受试者人群中有 90% 的人抗体阳性，则该检测的准确度 ** 可能足以估计感染者

---

* 译者注：特异性就是指某指标在诊断某疾病时，不误诊的机会大小。

** 译者注：即 95% 的准确率。

图片 | 抗体检测
Antibody (Ab) testing

not infected
no Abs to viral protein
未被感染的人，血液中
并无抗病毒蛋白的抗体

no Ab binding to bead
无抗体结合病毒蛋白

no gold particles
金颗粒未被检测到

infected blood
contains Abs
to viral protein
被感染者的血液中含
有抗病毒蛋白的抗体

detection
of gold particles
可检测到金颗粒

viral protein
病毒蛋白

V Gold particle
金颗粒

Ab to viral protein
抗病毒蛋白的抗体

immobilized
anti-human Ab
固定在表面的二抗
（抗人所有抗体的抗体）

的比例，并指导公共卫生措施的制定。但是，如果预估只有10%的人口抗体阳性，我们可能需要更准确的检测试剂盒。

回想一下我们之前说过的，IgM 抗体在感染早期出现，紧随其后出现的是更有效的 IgG 抗体。因此，IgM 抗体通常是早期感染的指标。而拥有足够数量的 IgG 则通常意味着人体受到特异性抗体的保护，免受新冠肺炎再次感染。新冠肺炎是一种呼吸道疾病，因此 IgA 抗体可能也十分重要，因为它们保护着我们肺部、口腔和鼻腔的黏膜表面。事实上，目前正在开发的 IgM、IgG 和 IgA 抗体试剂盒，试图区分新冠肺炎的不同感染状态。

感染康复以后，不同病毒感染诱导产生的抗体在我们的血液和组织中持续循环的时间各有不同，其具体机制目前尚未研究清楚。部分病毒感染后可以获得终身免疫。现有数据表明，2003 年 SARS 病毒感染后产生的抗体，仅仅能在人体中存在 2 年。虽然 2020 年的新冠病毒与 SARS 病毒非常相似，但目前尚不清楚保护性抗体能够存在的时长。当然随着患者临床数据的累积，这个问题终会被解答。

体内循环中的抗体并不是保留感染记忆的唯一方法

缺乏循环抗体并不意味着从感染中痊愈的人不能在下

一次感染后迅速产生保护性抗体。一个人清除病原体后，为了消灭特定病毒而快速大量繁殖的 B 细胞，大多数都会死亡。此功能可确保你的免疫系统在抵抗刚消灭的病毒后没有明显失衡，这很重要，因为攻击你的下一个有传染性的微生物可能会有所不同。此外，鉴于我们不断与感染作斗争，如果在每次感染过程中大量繁殖的 B 细胞没有死亡，我们很快就会形成一个庞大的 B 细胞库*！这显然是不符合现实的，但是，有一类 B 细胞仍保留刚刚清除感染的记忆，这就是所谓的记忆 B 细胞，它们可以快速产生抗体，并在再次感染同一病毒后产生强大的应答。抗体检测是无法检测到记忆 B 细胞的，因此，血液中长期存在的特异循环抗体并不是在免疫系统中留下既往感染记忆的唯一方法。

T 细胞：适应性免疫的另一个重要角色

如前所述，抗体主要攻击血液中或组织细胞之间的游离病毒，但这意味着躲进细胞内的病毒受到保护，不会受到抗体的攻击，所以为了清除感染，我们还需要消灭被感染的细胞及其内部的病毒。T 淋巴细胞（简称 T 细胞）具有杀死被病毒感染的细胞的能力。由于在 20 世纪上半叶，

---

*译者注：指越来越多的 B 细胞堆积在我们体内。

抗体被高度关注，T细胞的功能在较晚时间才被人们了解。

当器官从一个动物体移植到相同物种的另一个体时，通常会在后者体内被排斥，这也是人类器官移植的障碍。在20世纪30到40年代，免疫学家乔治·斯内尔（George Snell）在缅因州的巴尔港（Bar Harbour）的芒特迪瑟特岛上工作，这是一个偏远而美丽的小岛。他试图了解移植排斥是否具有基因层面的解释。他的策略是将器官从一只纯种小鼠移植到另一只小鼠体内。虽然在相同品系的小鼠之间移植的器官没有被排斥，但是来自不同品系动物的器官却会被排斥。然后，他对这些小鼠品系进行杂交，以确定引起排斥的基因。这些实验需要繁殖多代小鼠，并且需要很多年才能完成。也许巴尔港的与世隔绝和漫长的冬天使斯内尔有足够的耐心进行这些实验。他最终发现，移植的器官被排斥是因为一组基因的差异。在人类中，这组基因称为人类白细胞抗原（human leukocyte antigen，HLA）基因，要避免移植排斥反应，器官供者与受者的HLA基因必须相互兼容。这就是为什么匹配受者和供体HLA分型是现在器官移植的标准程序。然而，我们花了不少时间才终于弄清楚为什么这些基因的差异很重要。

有关这些基因功能的第一个线索是澳大利亚免疫学家雅克·米勒（Jacques Miller）提供的。胸腺是位于心脏附近的器官，去除成年小鼠的胸腺并不会对机体造成任何影响，因此这个器官一直以来被认为是不重要的。那时，胸腺唯一的用处是制作甜面包，这是欧洲饮食中的一道美味佳肴，用动物（通常是羔羊）的胸腺精心烹制而成。米勒发现如果在小鼠出生时摘除胸腺，就可以防止皮肤移植发生排斥反应，但同时也更加容易感染。因此，他推论胸腺是行使某些重要免疫功能所必需的，尤其是在生命的早期。

现在我们知道，T 细胞进入人体循环之前，在胸腺中经历了"成熟"的过程。T 细胞中的"T"指胸腺，是成熟T 细胞产生的部位 *。米勒发现，T 细胞会杀死来自不同HLA 基因型的细胞，从而破坏细胞所在的移植器官。出生时胸腺切除的小鼠缺少 T 细胞，因此不会发生移植排斥反应。米勒的观察结果表明，这些小鼠也更容易感染，这暗示着 T 细胞是我们免疫细胞群的重要组成部分。然而在青春期后不久，胸腺就开始萎缩，此后存在于我们体内的主要是先前已生产出来的 T 细胞。有趣的是，这同时也解释了为什么所有厨师都知道最好使用幼年动物的胸腺来制作甜面包，而成年动物的胸腺又小又肥，难以食用。

到 20 世纪 70 年代，人们已经了解到 T 细胞也可以杀

---

* 译者注：胸腺一词的英文拼写为 Thymus，T 细胞的 T 就来源于此。

死被病毒感染的细胞而非游离的病毒。但是当时尚不清楚它们是如何识别受感染的细胞，又是如何将其杀死的。这一过程又是否与 HLA 基因有关呢？在相对较短的时间内，各种研究汇聚在一起，为我们提供了当前最新的对 T 细胞工作机制的理解。

休·麦克德维特（Hugh McDevitt）和迈克尔·塞拉（Michael Sela）于 20 世纪 60 年代在英国国家医学研究所工作，他们研究了给小鼠注射特定蛋白质的免疫反应，利用斯内尔开发的某些小鼠品系，他们发现对特定感染物质产生强或弱免疫应答的能力正是取决于小鼠的 HLA 基因。

基于麦克德维特和塞拉的工作成果，澳大利亚的罗夫·辛克纳吉（Rolf Zinkernagel）和彼得·杜赫提（Peter Doherty）发现了 HLA 基因和 T 细胞反应之间的另外一个联系。他们想研究 T 细胞杀死被病毒感染的细胞的能力，于是便从被病毒感染的小鼠体内收集了 T 细胞。随后，检测了这些 T 细胞杀死不同 HLA 基因型小鼠受病毒感染细胞的能力。最后发现，只有当感染细胞来自具有相同 HLA 基因的小鼠时，T 细胞才能杀死感染细胞。也就是说，小鼠能够杀死自身受感染的细胞，但不能杀死来自不同 HLA 基因的小鼠的受感染细胞。这真是一个巨大的惊喜！结果表明，要识别外来入侵者（病毒），T 细胞首先检测的是自身细胞而不是其他不同 HLA 分型的细胞。但是为什么会这样呢？

我们合理地认为 T 细胞表面的某种物质负责检测受感染的细胞，就像 B 细胞表面那些 B 细胞受体（BCR）可与病毒的刺突蛋白结合一样。很快，詹姆斯·艾利森（James Allison）、约翰·卡普尔（John Kappler）、菲利帕·马拉克（Philippa Marrack）和埃利斯·莱因赫兹（Ellis Reinherz）提供了三项独立研究的数据，这些研究表明，T 细胞表面的某种蛋白质的确对于检测受感染的细胞非常重要。他们推测，这种 T 细胞表面受体（T cell receptor，TCR）的识别过程可以解释为什么一只小鼠的 T 细胞只有在 HLA 基因相同的情况下才能杀死另一只小鼠的受感染细胞。由于这一科学发现的重要性，人们认为如果谁能发现这个蛋白质，以及发现编码该蛋白质的基因，那么谁就应该获得诺贝尔奖。于是，一场寻找与发现的激烈竞赛开始了。

最终，两个科学家团队使用了一种新颖的方法赢得了比赛：一个是马克·戴维斯（Mark Davis）和史蒂夫·赫德里克（Steve Hedrick）团队，来自美国国立卫生研究院（National Institutes of Health）；另一个是麦德华团队（Tak Mak），来自多伦多大学。他们的实验经过巧妙设计，可以识别仅 T 细胞具有的一些基因，其中的一个基因可对应地产生 T 细胞受体。这些实验在操作中必须要注意过程的精准性——戴维斯把这种操作比作他在大学里的击剑运动，两者对精准的要求有的一拼。1983年的某个周日，赫德里克和他的家人在去动物园的路上，经过实验室停了下来并查看了实验结果，结果显示了TCR的特征，这令他兴奋，他边前往动物园边打电话告诉搭档戴维斯这个好消息。他们并不知道，与此同时，麦德华教授也得到了类似的结论。1984年，两篇关于TCR的文章一同发表。这些结果还表明，同BCR基因一样，每个T细胞的TCR基因是不同的，它由随机重组和连接的DNA片段组成。因此，除了B细胞库，我们还有同样丰富多样的T细胞库。

免疫学家希望通过观察TCR蛋白和基因来解开辛克纳吉与杜赫提的困惑。但是，TCR看起来和抗体非常相似，目前尚无关于T细胞为什么需要首先识别自己才能识别异己的新证据。至今还没有人因发现TCR而获得诺贝尔奖。

其他的研究倒是提供了答案。从古巴移民到美国的埃米尔·乌纳努埃（Emil Unanue），在英国国家医学研究所与布里吉特·阿斯康（Brigitte Askonas）一起工作时，有了一个令人惊讶的发现——向目标细胞添加一种叫氯喹的药物，可以阻止T细胞识别这些细胞。随后，乌纳努埃在哈佛大学找到了一个教职职位，并在那里继续他的研究。

机体内的细胞有专门的机制将使用过的蛋白质进行降

解。这些完成工作使命的蛋白质被切成许多条称为"肽"的片段，随后"肽"会被细胞进一步降解为小分子氨基酸。乌纳努埃的实验表明，蛋白降解后形成的抗原肽会与 HLA 结合。随后，这些与 HLA 结合的肽被运输到细胞表面，它们是 T 细胞识别病原体感染（病原体也含有蛋白，感染进入人体细胞后，其蛋白也要降解，降解成片段后就可以通过 HLA 被 T 细胞识别）的分子标记。事实证明，氯喹的作用之一就是阻止细胞分解使用过的蛋白质。因此，用氯喹处理的细胞不能被 T 细胞检测到。在 1984 年的某次科学会议上，当乌纳努埃首次展示他的研究结果时受到了嘲笑，一位免疫学家将他的想法比作细胞在其表面展示自己的粪便。

不久之后，也就是 20 世纪 80 年代中期，在哈佛大学唐纳德·威利（Donald Wiley）的实验室攻读博士学位的研究生帕梅拉·比约克曼（Pamela Bjorkman），为乌纳努埃的发现提供了进一步的证据。威利的专长是结构生物学，他通过诱导蛋白质形成晶体，随后通过 X 射线衍射成像来揭示它们的形状，从而研究蛋白的功能。比约克曼决定她的博士研究方向应该集中在 HLA 蛋白的结晶与成像上。经过艰苦的努力，她最终成功了。比约克曼和威利报道的 HLA 分子结构显示它有一个凹槽，凹槽中有一个肽。

这与乌纳努埃的预测完全一致。

这些发现，连同其他的一些发现，一起为辛克纳吉与杜赫提的困惑提供了一种解决方案。我们每个人有 6 ~ 12 种不同类型的 HLA 蛋白，它们几乎在我们所有的细胞表面都有表达。这些蛋白在人类中最容易变异。只有同卵双胞胎和一些兄弟姐妹具有完全相同的 HLA 蛋白。每个 HLA 蛋白结合不同的肽亚群。思考一下以下的极端情况，我们就能了解人类有这么多不同的 HLA 蛋白变异是十分重要的：如果我们都有完全相同的 HLA 蛋白，某种病毒的蛋白质片段不能结合到它的沟槽，那么没人能对这种病毒产生 T 细胞反应。也就是说，没有人能杀死被这种病毒感染的细胞，它将对整个人类构成威胁。因此，由于进化，人类拥有许多不同 HLA 蛋白的变体，形成一种"两头下注策略"*来防止极端情况的发生。

为了更好地了解 T 细胞工作原理，还有一个事实需要补充。胸腺就像初始 T 细胞的学校。只有通过了必要的检测，进入胸腺的初始 T 细胞才能毕业。训练 T 细胞的过程包括让它们来检测、接触机体自身的 HLA 蛋白，同时又不

---

*译者注：也就是老话说的"不能把鸡蛋放在同一个篮子里"。

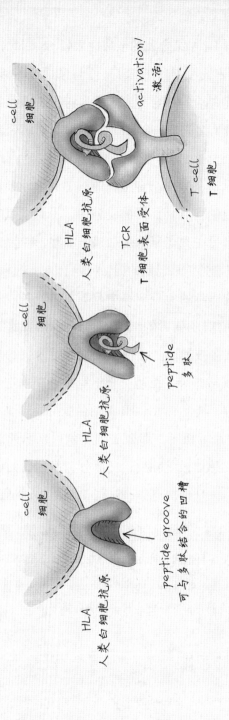

图片 | T 细胞与识别了病毒多肽的人类白细胞抗原相结合
T cells see viral peptides bound to HLA proteins

允许 T 细胞与自身 HLA 结合肽的亲和性太强 *。因此，离开胸腺的 T 细胞表面受体（TCR），可与来源于自身的 HLA 结合肽适度地结合。结合力太强或太弱的 T 细胞会被清除。当一个成熟 T 细胞与一个 HLA 结合肽紧密结合时，可判断这个肽源自外来的蛋白质（比如病原体）。因此，能在细胞表面展示这种紧密结合型肽的被感染细胞会被 T 细胞杀死。在辛克纳吉和杜赫提的实验中，一只老鼠的 T 细胞不能杀死来自另一只老鼠的病毒感染细胞，因为这些 T 细胞首先无法识别另一只老鼠的 HLA 蛋白。

　　T 细胞在对抗病毒的免疫应答中起着重要作用。当 T 细胞上的 TCR 与吞噬了病毒的细胞上的 HLA 结合肽紧密结合时，T 细胞就会被激活。活化 T 细胞开始繁殖，并进入人体组织，寻找被感染的细胞。在组织中，如果这些 T 细胞遇到一个细胞，其上展示出 HLA 结合肽与最初激活它的 HLA 病毒蛋白片段相同，那么 T 细胞就可以杀死这个被感染的细胞。在感染被清除后，一部分 T 细胞作为记忆 T 细胞继续生存，一旦再次感染，这些 T 细胞可以迅速重

---

*译者注：否则免疫细胞会攻击自身普通细胞，造成自身免疫性疾病。T 细胞通过 HLA 蛋白识别自身细胞和外来病原体，它会区分敌我，仅对外来的入侵者发起攻击。T 细胞清除病原体也必须借助其能够识别自身 HLA 的能力，这种能力从胸腺中训练习得。

新激活。结果表明，除了这些杀伤性 T 细胞外，还有另一种 T 细胞亚型。这些 T 细胞有许多重要的功能来对抗病毒感染，例如分泌被称为细胞因子的化学物质，其功能我们将在下一节讨论。

固有免疫系统

正如我们所述，20 世纪是适应性免疫系统产生重大发现的时代。这些发现告诉我们，我们的免疫系统是如何完成一系列令人惊奇的保护反应的，比如做出识别病毒的特异性反应，以及建立对既往感染的记忆从而快速扫清再次感染的病毒等。梅契尼可夫发现的吞噬细胞对病毒感染也具有重要作用，它们吞噬组织中存在的所有类型的病毒，把它们运送到淋巴结，并在细胞表面展示与 HLA 结合的病毒蛋白片段（HLA 结合肽），以激活 T 细胞。但是随着 20 世纪的发展，很明显 B 细胞、抗体、T 细胞和吞噬细胞并没有覆盖免疫系统的全部内容。

适应性免疫系统需要 5 ~ 10 天来从大量细胞中找出少数针对特定病毒的 B 细胞和 T 细胞，并动员它们积极工作。但在感染初期，病毒会繁殖并感染新的细胞。当适应性免疫系统被动员起来与敌人交战时，病毒很可能已经赢得了战斗。因此，在感染至关重要的早期阶段，一定还有一些关键的免疫反应正在起作用，不然人类就不会常常战胜病毒这个敌人了。感染的早期控制需要免疫系统的另一支军队，它们在机体被感染的顷刻间便已准备好立刻行动 *。正如我们在本章前面提到的，免疫系统的这一支军队称为"固有免疫系统"。

当免疫学家们开始思考免疫系统究竟是如何做到能迅速应对各种病原体侵入人体这个难题的时候，耶鲁大学的查理斯·詹韦教授（Charles Janeway）首先提出免疫学家们"心照不宣的小秘密"，即他们并未说明当向动物体内注射外源蛋白质或者化学物质的时候，是无法激起任何免疫反应的。只有当把这些蛋白质或化学物质与一些"神秘物质"（例如死亡的细菌、油滴或其他有害物质）混合在一起时才能够诱导免疫反应。几十年来，免疫学家也已经意识到要想让疫苗诱导适应性免疫反应，保护一个人免受某种特定的感染，也就必须添加一些类似的成分来激活免疫系统运转。詹韦教授和其他学者推断，固有免疫发生所需的条件应远不止吞噬作用。他们认为固有免疫中工作的细胞一定具备可识别所有细菌、真菌、病毒共有组分的受体。一旦受体检测到这共有的组分，免疫系统就会启动。

---

* 译者注：作为前锋率先与病毒交手。

证实这一推论的依据来自于 20 世纪 90 年代昆虫学领域的研究成果。法国生物学家朱尔斯·霍夫曼（Jules Hoffmann）主要从事蚂蚱和果蝇的研究。由于这两种生物缺乏 T 细胞与 B 细胞，霍夫曼教授想知道它们为何没有因感染而死去。他重复了梅契尼可夫的实验并开始思考固有免疫系统中的细胞是如何识别并向发生感染的部分聚集的。为了弄清真相，他人为地促进了果蝇的变异，并从中寻找那些由于免疫系统缺陷而死于严重感染的个体。最终，他的研究表明，阻止感染的免疫反应需要一个重要受体的参与。而这个受体则是由诺贝尔奖得主克里斯汀·纽斯林 - 沃尔哈德（Christiane Nüsslein-Volhard）教授在另一研究背景下发现的。沃尔哈德教授主要从事影响果蝇发育的相关基因研究，这些基因突变以后的果蝇有着与众不同的形状。据说，她第一次在显微镜下看到这种身形特殊的果蝇，便惊呼"Toll！"（德语中的"酷！"），因此该基因被命名为"Toll"。虽然一个参与果蝇体形发育的基因同时作用于其免疫系统的想法听上去不可思议，但霍夫曼教授及其团队依然证明了这个事实。

与此同时，在得克萨斯大学西南医学中心工作的布鲁斯·博伊特勒（Bruce Beutler）正在研究重症细菌感染。在纽约读研究生时，他帮助鉴定了一种名为肿瘤坏死因子

（Tumor necrosis factor，TNF）的物质，这种物质是在大量细菌感染时由机体产生的，它可以导致机体发生感染性休克。几十年以来，科学家们已经证明了细菌中一种叫作脂多糖（lipopolysaccharide，LPS）的成分是刺激 TNF 产生的重要原因。当博伊特勒教授在达拉斯建立了自己的实验室后，便确定潜心寻找脂多糖（LPS）的受体。他最终发现该受体正是霍夫曼教授研究的 Toll 蛋白在人类中的版本。博伊特勒与霍夫曼教授在 2011 年因他们在免疫学领域做出的研究成果获得了诺贝尔奖。

耶鲁大学的鲁斯兰·麦哲托夫教授等一众科学家接连在老鼠和人类身上发现了"Toll 样受体"* 的大家族以及各自分别的功能。其中，每一种受体都可与细菌、真菌和病毒中特有的不同成分相结合。研究成果表明，这些受体不仅能识别病原体，而且还能告诉人体入侵机体的究竟是哪种微生物。这类受体的数量远远超过了 Toll 受体，至今已有 50 多个家族成员被鉴定出来。这种固有免疫系统存在于自然界的很多生物中，早在脊椎动物（如人类）获得适应性免疫之前，它就起到保护机体的作用。当固有免疫中的细胞受体与微生物上的成分结合时，细胞会产生一种叫

---

* 译者注：指和 Toll 受体类似的受体。

作"细胞因子"的生物活性小分子蛋白（T 细胞也可产生这种活性小分子）。这些细胞因子向身体发出信号，警告有危险微生物正在入侵机体，并为病原体营造一个不适宜的生存环境。细胞因子工作后带来的影响包括：体温升高、肝脏产生大量具有抗菌功能的蛋白、调整机体代谢水平使其可以在营养受限的情况下继续生存以及动员体内的免疫细胞。由于大多数微生物在高温条件下不易繁衍，发烧其实是个相对有益的症状。肝脏产生的抗菌蛋白可以结合并且破坏入侵的病原体，而细胞因子带来代谢变化（使患者减少食欲）的意义旨在减少病原体繁衍所需的营养来源。除此之外，还有一种叫作干扰素的细胞因子，可以开启阻止病毒复制的基因。当病毒感染人体时，其实是人类固有免疫系统所产生的细胞因子使人感到身体不适。

激活的固有免疫系统就好比一把钝刀 *，它可起到减缓病毒繁衍或传播的作用，这可使机体撑到适应性免疫系统接管并发挥作用为止。有些情况下，固有免疫也可以直接靠自己消灭病毒。此外，固有免疫的激活也是适应性免疫发挥全部能力的前提。这也就是为什么当免疫学家想诱导 T 细胞或 B 细胞反应时，必须添加特定的化学物质（疫

---

* 译者注：指它不如适应性免疫系统精准。

苗成分里的佐剂）和细菌 * 来模拟真正的感染过程。

100 年前，体液学派获得了话语权。而今天，我们终于了解到梅契尼可夫的吞噬细胞才是免疫系统的核心。固有免疫细胞保护机体免受病原体侵害的重要性明明白白地体现在那些缺乏吞噬细胞和中性粒细胞的患者身上。若是没有强有力的外界治疗或干预，这些患者的寿命将仅有数周之短。因此梅契尼可夫教授在 1908 年获得的诺贝尔奖是毫无疑问且当之无愧的。

另一方面，固有免疫有时也会给人们带来困扰。一些患者在感染新冠肺炎时会出现包括死亡在内的不良结局，其直接原因是固有免疫的不当调节，即产生了细胞因子风暴 **。细胞因子风暴的特点为细胞因子被不受控制地分泌出来，且没有减缓的趋势。由于新冠病毒主要感染呼吸道相关的器官，如肺部，过激的免疫反应也因此发生于肺部，这是非常危险的。在肺部，氧气通过一层薄薄的膜 *** 进

---

* 译者注：首先激活固有免疫。

** 译者注：也称为炎症因子风暴或炎症风暴，是一种身体求助信号，目的是让免疫系统瞬间"火力全开"。这一招"自杀式"攻击能损伤病毒，也会误伤自身组织。

*** 译者注：肺泡的呼吸膜。

入血液，而细胞因子会破坏这层薄膜。有些报道表明新冠病毒起到了非常隐蔽的破坏作用：它可以抑制干扰素的产生，而干扰素这种细胞因子本身就有阻止病毒复制的功能。同时，新冠病毒还可以促进引发炎症的细胞因子的产生，导致细胞因子风暴的发生。随着越来越多的机制被"侦破"，我们希望能开发出更好、更有针对性的治疗方法以应对这种情况。常见的自身免疫性疾病的恶化，如类风湿性关节炎、红斑狼疮或炎症性肠病，也同样是过激的固有免疫系统所引起的。阻断这些效应的药物已经被研发出来了，事实上，细胞因子阻滞剂也确实是目前临床上应用较多的药物之一。

知识归纳

人类抵御感染性微生物的第一道防线即是固有免疫系统。其中工作的细胞通过摄取微生物及释放化学成分（如细胞因子）来达到消除病原体的目的。

固有免疫系统对于病毒清除是非常有效的，许多入侵人体的病毒在最初就被固有免疫消除了。当患者感染了新冠病毒后，通常在最初的几天内是没有症状的。高达 50%

的感染者通常无症状，亦或是症状轻微。其原因最有可能是在感染后的最初几天内，人体的固有免疫系统能够通过分泌细胞因子在很大程度上控制病毒。例如，"大名鼎鼎"的干扰素就可以抑制病毒的复制。

患者症状的出现，标志着他的固有免疫系统被完全激活，从而开始启动适应性免疫系统。许多不同的细胞因子将在此阶段产生，从而会导致患者倍感不适。由于新冠病毒主要侵犯患者的肺部，因而炎症会发生在肺部，这将会削弱肺脏将氧气从气道转运至血液的能力，进而导致呼吸窘迫。症状出现的 5 ~ 7 天后，患者将会走向两个截然不同的转归——好转或恶化。这一转归的时间与适应性免疫系统的启动是一致的。

人体内的 B 细胞是组成适应性免疫的重要部分。每个 B 细胞表面都有一个受体，即 B 细胞受体（B-cell receptor，BCR）。每个 B 细胞的 BCR 彼此之间可能是存在差异的。如果某一特定 B 细胞的 BCR 能与特定病毒的刺突蛋白的某一部分充分结合，这个 B 细胞将开始增殖。随后，达尔文进化过程将由此发生，最终该群 B 细胞将分泌出与病毒结合更加紧密的可被分泌出细胞的 BCR，也就是我们所说的抗体。抗体将迁移到人体各个组织中，并与病毒相结合，阻止它们继续感染细胞。此外，固有免疫系统中的吞噬细胞也会摄取和消化被抗体结合的病毒。在感染的不同阶段，将会产生多种抗体，它们以不同的方式对抗病毒。这一过程使得 IgM 和 IgG 抗体在症状开始 5～7 天后，先后在血液中被检测到。

但抗体主要对抗存在于血液中或组织细胞间隙的病毒颗粒。与之对应，人体免疫系统中的 T 细胞将与受感染的细胞展开"大战"。大多数 T 细胞都具有截然不同的 T 细胞受体（T-cell receptor，TCR）。受感染的细胞将源自病毒的蛋白片段与人类白细胞抗原（human leukocyte antigen，HLA）结合，并将其展示在细胞表面。如果 T 细胞上的 TCR 能与受感染细胞上展示的 HLA 的病毒蛋白片段（HLA 结合肽）紧密连接，这个 T 细胞将会被激活进而增殖。活化的子代 T 细胞将迁移到组织中。在人体组织中，一类活化 T 细胞——杀伤性 T 细胞可杀灭这类受感染细胞。它们通过分泌化学物质在被感染细胞表面打孔以将其消灭。由于新冠病毒感染具有 ACE2 受体的细胞，病毒的成功清除很可能涉及杀伤性 T 细胞的作用。除了杀伤性 T 细胞，还有其他类型的活化 T 细胞，它们具有分泌细胞因子、协助 B 细胞产生高亲和力抗体等功能。

为什么有些感染了新冠病毒的患者临床症状更为严重？可能是因为这些患者的免疫反应存在缺陷，或被激活得太迟，从而无法控制病毒的复制和迁移。与此相反，免疫反应也存在失控从而过度激活的情况。细胞因子在一般感染中起到警报作用。但是当免疫系统"感受"到机体处于严重病程时，免疫细胞就会过度产生细胞因子，从而引发"细胞因子风暴"。这对于呼吸道感染尤为危险，因为细胞因子引起的炎症会导致气道水肿同时分泌物增多，进而导致患者呼吸窘迫（外界的氧气通过肺泡进入人体，但分泌物阻止了这一过程）。细胞因子风暴也会导致血压下降，使患者休克。在此风暴影响下，机体将发生不受控制的凝血亢进，导致多器官衰竭。虽然可以通过抑制免疫反应来应对这种病情，但在临床实践中很难做到精确控制患者的"细胞因子风暴"。这是因为难以在抵抗病毒与抑制过激的免疫反应中找到合适的平衡点。

如果患者成功地清除了病毒，应答此次病毒感染中增殖的大部分 T 细胞和 B 细胞将会凋亡。但仍有少数细胞将作为记忆 T 细胞和记忆 B 细胞存在，且抗体水平在一段时间内会持续升高。这一身体机能的意义在于再次感染时，机体能够随时作出迅速而强力的防御。这种特异性免疫的"记忆"也是疫苗接种并产生防御的基础。疫苗的目的就在于激发记忆 T 细胞、记忆 B 细胞以及针对特定病毒产生特异性抗体，以保护人群。我们将在第 7 章中详细介绍疫苗。

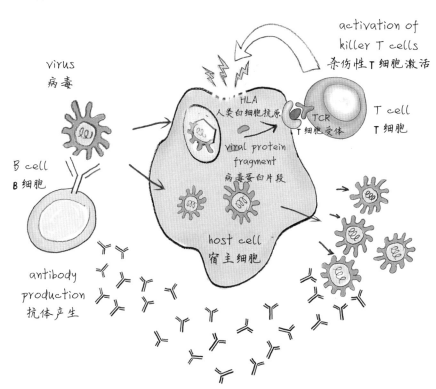

virus
病毒

B cell
B 细胞

antibody production
抗体产生

activation of killer T cells
杀伤性T细胞激活

HLA
人类白细胞抗原

viral protein fragment
病毒蛋白片段

host cell
宿主细胞

TCR
T细胞受体

T cell
T 细胞

图片 | 适应性免疫
Adaptive Immunity

第 5 章

大流行的传播及控制

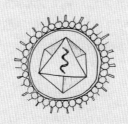

在薄伽丘的著名小说《十日谈》中，1348 年鼠疫暴发期间 7 个女人和 3 个男人逃到佛罗伦萨郊外的一栋别墅里。为了打发时间，他们制订了一套讲故事的约定，10 个人每人都要讲故事，每周讲五晚，连讲两周。薄伽丘在小说的结尾并没有告诉我们这些人在两周之后是否回到自己家中并恢复了正常的生活。在新冠肺炎大流行期间，许多人都觉得自己正经历《十日谈》所描述的场景，不知何时才能安全地回到正常生活中。

我们如何知晓病毒的传播速度有多快？我们需要采取什么措施来减慢传播的速度？我们什么时候才能明确大流行已经过去或者得到控制？这些问题难以回答。在本章中，将会描述决定上述问题的最重要因素，以及在新冠肺炎等疫情期间，流行病学家用来帮助指导公共决策的数学模型的本质。这些模型可用于定性地比较不同的策略对某流行病发展的影响。然而，这些模型很难给出精确的数字预测，尤其是在大流行发生的早期阶段（数据不够多且存在干扰因素）。

一种病毒是否会引发可怕的传染病大流行，最重要的决定因素是这种病毒的传染性有多强，以及它引起的疾病有多致命。接下来让我们来探讨这些概念。

病死率

2003 年 2 月，一位医学教授在出差途中，入住宾馆后他开始感到不适，随即住院并在两周后去世。随后 23 个和他住在同一家宾馆的人被感染，这些人后续去往新加坡、多伦多、河内，开始了新一轮的疾病传播。其中，去往河内的是一个美国商人，抵达不久就前往急诊住院了。接诊的越南医生怀疑这个美国商人可能感染了一种新型病毒，于是他联系了 WHO。WHO 派出一名意大利内科医生——卡洛·乌尔巴尼（Carlo Urbani）来检查这名患者。乌尔巴尼曾代表"无国界医生"组织领取过诺贝尔和平奖。眼前的情况迅速引起了乌尔巴尼的警惕，他提醒 WHO，一种新型病毒可能正在传播。乌尔巴尼不幸也感染了这种病毒，并于 3 月 29 日在曼谷病逝。2003 年 4 月，美国 CDC 和加拿大政府声称分离鉴定出了一种新型病毒，即 SARS 病毒 *。这标志着 SARS 大流行的开始。SARS 病毒是一种

---

* 译者注：香港大学的裴伟士（Malik Peiris）团队于 3 月 17 日率先分离出了 SARS 病毒。在随后的几天时间里，包括香港实验室在内的全球 3 个实验室确认了 SARS 的元凶是一种新的冠状病毒。

与新冠病毒密切相关的冠状病毒，非常致命。SARS 的病死率达 10%，也就是说，在所有 SARS 患者中，10% 的患者会死亡。

与之相关的另一种冠状病毒引发了 2012 年的 MERS，其病死率约 35%。在中非、西非流行传播的埃博拉病毒是非常致命的病毒之一，它的病死率高于 50%。

引起高病死率的病毒给医疗卫生系统带来了巨大的负担。因为几乎每个感染这些病毒的患者都会出现严重的症状，需要住院，而且常常需要进入重症监护室进行治疗。由此产生的医疗需求会超出医疗卫生系统的处理能力，和高病死率一起造成可怕的局面。医务工作者面临的极高风险，使得问题更加棘手。因为，在疫情初期，病毒的致命性是未知的，人们可能不会意识到需要使用特殊防护设备来保护医务工作者的安全。所以，病毒感染后病死率的早期预警对于保护医务工作者的安全及采取减缓传播的措施至关重要。

尽管高度致命的病毒很可怕，但它们通常不会广泛传播，造成全球大流行。这是因为被感染者会迅速出现严重症状，以至于无法自由行动传染其他人。病毒的传播主要限于医务工作者和患者的家人，所以暴发的疫情通常易于控制。另一个极端是那些仅引起轻微症状且几乎不致死的病毒。被感染者没有明显不适，因此会继续日常生活，从而将病毒传播给大量接触者。但是由于重症患者寥寥无几，这些病毒只会造成小滋扰，不会成为公共卫生危害。近 30% 的普通感冒是由 4 种常见冠状病毒导致的，它们就属于这样的病毒。

新冠病毒具有符合引发全球大流行的特征。首先，新冠病毒很狡猾，因为感染者在出现症状前就能传播病毒。有些感染者在传播病毒时没有明显不适，他们仍过着正常的生活，将病毒传播给其他人。其次，当被感染者人数众多时，即使只有一部分患者需要住院，也会导致医疗卫生系统超负荷，在医疗资源充足的国家亦然。2010—2019 年间，美国每年有 12 000 ~ 61 000 人死于流感。相比于流感，新冠肺炎的病死率大约高出 10 倍，如果后者感染的人数与前者相近，新冠肺炎的病死率会导致高得惊人的死亡人数。为了估算一种病毒会导致多少人感染，我们还需要知道这种病毒的传染性有多高。

病毒的传染性

R_0 的概念

病毒感染在人群中的传播速度可以通过一个被称为"基本传染数"的指标来衡量，简称 R_0（英语发音"R naught"）。当一个人被病毒感染后，在一段时间内他可将病毒传播给他人。R_0 是指在对该病毒完全易感的人群中，一个感染者在传染期内可传染的平均人数。假设病毒的传染期为 10 天。为了测算 R_0，我们对 100 例感染者进行随访，自每个人感染当日起随访 10 天，明确他们接触了哪些人，以及其中多少人被传染。对于每个感染者，被他们传染的人数可能因社交网络（与感染者发生接触的人数）、接触方式（例如，户外与餐厅内发生的接触）、随机因素和其他许多因素的差异而存在不同。但我们可以通过将被传染的人数总和除以 100，计算得出 R_0 的平均值。为什么我们这么关注 R_0 值呢？

假设一种病毒所致传染病的 R_0 值大于 1，就假设 R_0 为 2 吧，也就是说 1 个感染者可以传染 2 个人，然后这 2 个被传染的人又分别可以各自再传染 2 个人，依此类推。我们用"爱下棋的印度国王"的故事来类比这种情况下病毒感染病例数的增长会有多快。从前，有个印度国王经常向智者和云游者发起挑战，悬赏对弈。有一天，一个下棋高手接受了挑战。他对国王说，要是他赢了，他只想要一些米粒，米粒的数量这样确定：国王在棋盘的第一个方格中放 1 粒米，第二个方格中放 2 粒，第三个方格中放 4 粒，依此类推——就像我们的例子中被传染者数量的增长方式。后来国王输了，他下令拿来一袋米，开始在棋盘上放米粒。很快，他意识到自己上当了。要是等摆到第 64 个方格的时候，整个棋盘上的大米数量将会超过 18 000 000 000 000 000 000 粒！

这种类型的增长被称为"指数式增长"。因此，如果 R_0 大于 1，病毒感染可能会爆炸性地扩大，并可迅速超过

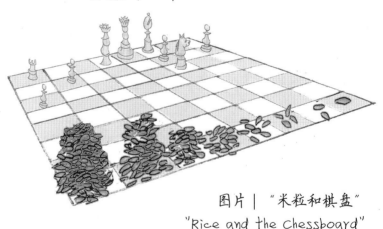

指数生长 Exponential Growth

图片 | "米粒和棋盘"
"Rice and the Chessboard"

医疗系统的承受能力，导致大量死亡。许多常见的儿童疾病具有很强的传染性。麻疹的 R_0 为 12 ~ 18，腮腺炎的 R_0 为 10 ~ 12，水痘的 R_0 为 10 ~ 12。相比之下，1918 年引起大流行的流感病毒的 R_0 约为 2，天花的 R_0 约为 5，脊髓灰质炎约为 5，季节性流感约为 1.5。

当 $R_0=1$ 时，病毒不会在人群中迅速传播。在感染期内，一名感染者只能将病毒传播给另一人。因此，一旦第一个人康复，感染的总人数就不会改变。这种稳定的情况被称为地方性感染。当 $R_0=1$ 时，具有感染性的患者数量不会增加，被病毒感染过的总人数仅随时间的推移而增加。

当 R_0 小于 1 时，平均而言，一个人可以将病毒传染给不到一个人。由于不存在"零点几的"个体，这意味着一个人可能会也可能不会将病毒传染给另一个人。例如，如果有一个 R_0 是 0.5 的传染病，那么每个感染周期的感染者就会减少 50%。因此，当 R_0 小于 1 时，感染者的数量会随着时间的推移而下降，最终会降至零，病毒就会逐渐消失。

感染期的长短是估计病毒传播速度的另一个重要因素。例如，如果 R_0 为 2，感染期为 100 天，则感染者每 50 天将病毒传播给另一个人。对于相同的 R_0，如果感染期为 10 天，则每 5 天就会有新的人被感染。如果一种传染病的

R_0 值高、感染期短，其传播速度会非常惊人。

R_0 不是一个绝对的数值

虽然 R_0 经常被认为是某种病毒的定值，但事实并非如此。它的数值取决于很多因素。通过人与人之间接触传播的病毒在人口聚集的城市会比在人口稀少的农村有更高的 R_0。这就是为什么与农村地区相比，呼吸道感染在纽约、巴黎和伦敦等城市传播得更快。不同国家的社会习俗也会影响 R_0 的值。习惯几代人生活在一起的意大利，与核心家庭 * 为常态的国家相比，R_0 可能会更高。R_0 可以随一年中的不同时间而变化，例如，它可能在冬天更高，因为病毒在寒冷干燥的天气里更稳定，这或许也和人们在冬天被限制在室内，在封闭环境中存在更多的社交接触有关。流感和导致普通感冒的病毒也是如此。

病毒传播的速度还取决于疾病流行的阶段。在早期阶段，大多数人没有被感染过，属于易感人群，这是感染者数量呈指数级增长的阶段。随着感染的进展，越来越多的人被感染，而康复者通常对该病毒有了免疫力，因此，易受感染的人数持续下降。如果一个感染者在感染期内遇到

---

* 译者注：如三口之家。

100 个人，那么在流行病的早期阶段，所有人都是易感的。在这种社交环境中，如果特定病毒的 R_0 是 4，那么这个感染者就会感染 4 个人。现在假设在感染的晚期，97% 的人已经从感染中康复，那么一个感染者在其感染期内遇到 100 个人，但其中只有 3 人属于易感人群，所以肯定不会再传染 4 个人。因此，病毒的传播速度会更慢。虽然这个例子是人为设计的，但只要看看新冠肺炎大流行的数据，你就可以看到新病例数量的增长是如何随着疫情阶段的变化而变化的。你可以在"健康指标与评估研究所"的网站或在约翰·霍普金斯大学官网上找到这些数据。

因此，可以这么说，R_0 在每个人都易感的疫情初期具有一个固定数值，它取决于病毒本身、当地的生活条件和社交网络。但即使是在同一个城市或国家，病毒的传播速度也会随着时间的推移而变化。因此，我们认为 R_{eff}* 应该取决于时间和各种当地条件。我们很快就会讨论 R_{eff} 是如何依赖这些变量而变化的，但就算在特定的城市或国家，R_0 的固定数值也依然能被准确测量吗？

准确测量由一种新病毒引起的流行病的 R_0 并非易事，在新冠肺炎大流行的案例中就清楚地说明了这一点。当新

---

* 译者注：有效 R_0 的缩写，也称为有效传染数。

冠肺炎开始传播后，研究人员花费了一些时间才分离出这种新病毒并开发出针对性的检测方法。此时还没有关于感染早期的基本信息。此外，疫情早期的 R_0 预测常不够精确，此时的估计值很可能高于实际 R_0。

当控制疫情的早期未见明显成效时，人们最担忧的是医疗服务系统的救治能力将被激增的病例数压垮，许多人可能会死亡。R_0（或 R_{eff}）的值是一个重要参数，它关系到感染传播的速度，从而影响住院患者人数和死亡人数增长的速度。在缺乏可靠数据的情况下，我们能否估算 R_0，并通过一些假设，对未来做出有用的预测？

流行病学模型

流行病学家使用数学模型来研究各种因素是如何影响最终结果的，这些因素包括：病毒传染性、当地条件以及为减轻疾病传播而实施的政策等。理解模型的本质以及了解什么能做、什么不能做是十分重要的。

其中一个最简单的流行病学模型将人群分类 4 类：①未接触感染者的易感人群（易感者：susceptible，S）；

②已接触过感染者而暴露于病毒的人群（暴露者：exposed，E）；③暴露后进展为感染状态的人群（感染者：infected，I）；④感染后恢复的人群（恢复者：recovered，R）。该模型被称为 SEIR 模型，对于已知的所有病毒感染，病后恢复的人在一段之间内是免疫的。因此，我们可以合理地推测，通常 R 组的人在一段时间内不会再次感染。这个模型的本质可参见下图中所示进程。

SEIR 模型的第一步描述了感染者与易感人群接触并使其暴露于感染的比率。第二步描述了暴露者实际被感染的比率。为了描述被感染人数如何增长，我们需要知道这一系列步骤发生的比率。感染率取决于感染期的持续时间和 R_0。如上所述，后者的数量取决于很多因素，如人们的社交网络，所考虑的人口来源是农村还是城市，或者是否有一个特殊的事件发生，如新奥尔良的狂欢节（超级传播事件）。该过程的最后一步描述了感染者从疾病中康复的比率，这取决于病毒感染后的病程特点和患者个体化特征。

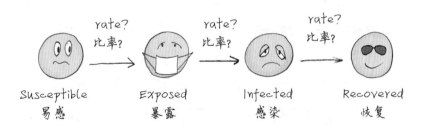

描述上述过程所需的各种比率被称为模型参数。通过假定参数值及在特定时间点易感者、暴露者、感染者和康复者的数量，利用常微分方程（一种数学方法），计算每组的人数会随着时间如何变化。这就是流行病学模型预测疫情走向的方法。重要的是，执行这些计算所需的参数对于一种新病毒来说并不确定。R_0 通常未知，甚至在特定时间受感染的人数也无法得到准确数据。这是因为如果没有非常严格的检测设施，就很难确定感染人数。由于参数的不确定性，科学家很难进行精确的预测。

流行病学模型可以通过纳入许多额外的变量，使其更加符合实际，同时也使其更加复杂。例如，对于新冠肺炎可将感染者分为无症状组和有症状组；或分为需要住院、不需要住院以及死亡组；或按年龄、共病（同时患有其他基础疾病）、地理位置或其他因素对人口进行分层。你也可以考虑进去，无症状感染者传播病毒的速度与有症状感染者不同，或者住院的患者需要更长的时间才能康复。由于未知的原因，有些感染者可以将病毒传染给更多的人，你也可以把这一因素考虑进去，这种情况的 R_{eff} 值远远高于平均值。相应地，每增加一个新的特征到流行病学模型中，都需要指定一个新的参数。因此，更复杂的模型会有更多未知的参数，于是我们对结果的预测也愈发具有挑战性。

我们可以通过调整一些未知参数的值，使该模型的预测结果与已知数据相符。例如，一个模型可以告诉我们，每天增加的感染者或死亡人数是如何随时间变化的，然后可以对这些参数进行调整，以适应实际观察到的新病例和死亡人数的变化，R_0 就可以用这种方法估计。在疫情的早期阶段，如果没有现成的检测手段，真实世界数据 * 就会既零散又充满干扰。所以，用这种方法估计的参数不是很准确。也就是说，当无法大范围进行检测的情况下，新报告的病例数不能准确反映实际情况。因此，人们可能只使用死亡报告的结果来估计模型参数，因为死亡数据通常更可靠。但是，已知的信息越少，估计参数值的不确定性就越大，就像如果给你一条线索而不是两条线索，你对一个问题的回答就更不确定一样。因此，根据已知的死亡人数建立拟合模型来对多个参数进行精准地估计，要比准确知道死亡人数和新感染人数时更具挑战性。更复杂的模型需要考量更多的参数，这使得估算在统计上更加不可靠。所以，模型所做的预测在数值上并不准确。随着收集的数据

---

*译者注：是指与患者使用药物以及健康状况有关的、来源于各种日常医疗过程所收集的数据。

越来越多，参数估计也越来越精确，预测也就越来越精确。

尽管存在这些挑战，模型仍可用于进行定性预测不同公共卫生措施对控制病毒传播的相对影响。而且模型可用于预测公共卫生措施将如何影响未来的住院数和死亡数，以及控制哪些最重要的因素可以将这些数字保持在较低水平。这对卫生部门负责人来说是非常有用的信息，因为在疫情蔓延期间，他们不得不在有限的数据下做出决定。

公共卫生措施对控制疫情蔓延的影响

检测、隔离和追踪接触者

传统的疫情控制方法是对感染者进行隔离，对其接触过的所有人进行检测并在传染期进行隔离。追踪接触者需要一个专门小组来采访和追踪感染期间的所有接触者。出于成本和精力的考虑，在感染人数较低的情况下，这样做比较容易。因此，这是一种在疫情初期控制疫情非常有效的方法。

对于可能出现大流行的国家，如果提前收到一些警告，并保持高度警惕，就可以通过广泛的检测、隔离和接触者追踪，在早期非常有效地控制疫情。在 2003 年 SARS 流行期间，各国政府在早期迅速地采取行动隔离了感染者，并确认了他们接触过的人。在河内的一家医院，卡洛·乌尔巴尼（Carlo Urbani）预警了一种新病毒的出现，感染迅速蔓延到 40 名医院工作人员。在认识到这是一种危险的传染性病毒后，工作人员把自己封锁在医院里面，防止病毒扩散到周围的社区。越南立即封闭了边境，短短 6 个星期没有新的感染后，越南宣布战胜了 SARS。类似的故事在中国香港、加拿大多伦多和新加坡也有发生。

　　SARS 病毒的一些特征使它更容易被控制住：这是一种致命的病毒，大多数患者会病得很重。因此即使没有进行广泛的检测，也更容易识别出感染者。SARS 病毒的传播高峰期在症状开始后即发生。由于患者在症状出现后立即住院，其传播范围变得有限。医院工作人员和密接亲属最容易受到感染，因此可以迅速展开隔离。SARS 在被发现后的几个月内，就被控制和消灭（目前估计其 R_0 为 3），这是追踪接触者与隔离行之有效的有力案例。但是新冠病毒与 SARS 病毒具有非常不同的特征，前者有许多无症状感染者，即便是有症状的患者，他们在发病时或发病前病毒的感染性就已达到峰值。对于新冠病毒，隔离和追踪接触者是否可以成为有用的策略？

在检测、隔离和追踪接触者方面的重视和快速行动，使一些国家或地区很好地控制了新冠肺炎的传播。疫情初期，韩国、越南和新加坡密切关注着其他国家的疫情。在中国宣布此次疫情是由一种新病毒引起后，这些国家立即开始进行监测入境的所有乘客的体温。韩国于 2020 年 1 月 20 日发现了第一例新冠肺炎患者，当时一名乘客到韩国机场时发烧了。此人被隔离后，该国立即开始在接下来的 2 周内在全国范围内进行检测。因此，他们在疫情初期就开始的广泛检测计划，尽快隔离了感染者，限制了病毒的传播。隔离和追踪接触者措施会迅速降低 R_{eff} 值。早期，韩国报告的 R_{eff} 值小于 2，中国台湾报告的 R_{eff} 值小于 1。这些 R_{eff} 值还反映了这两个地方的居民遵从了限制社交距离的建议。

美国的情况有所不同。该国于 2020 年 1 月 20 日（与韩国同一天）在华盛顿州发现了新冠肺炎病例。该患者于 1 月 19 日因咳嗽和发烧前往当地诊所就诊，但由于他的流感检测结果呈阴性且看起来病得不重，所以被送回家中，等待亚特兰大 CDC 新冠病毒鼻拭子检测的结果。在 1 月 20 日检测结果呈阳性后，他被送往医院隔离，并在感染治愈两周后结束隔离。

在接下来的一个月中，除了在游轮上发现了 44 名受感染的美国人外，在美国各地还零散地发现了 15 个病例。在 2 月下旬，一名感染者被检测呈阳性，而他既没有去过疫区且也没有接触过确诊患者。这标志着在美国的流行进入了新阶段。由于此人无国际旅行史，因此他很可能是被其所在社区的某人感染的。流行病学家将此流行称为"社区传播"。CDC 启动了一项哨兵检测计划，旨在 6 个不同的城市对患有轻度呼吸道疾病的患者进行新冠病毒检测。3 月份的第二周，在芝加哥接受检测的患者中有 5% 的患者新冠病毒检测呈阳性，该病毒无疑仍在传播，且新冠病毒检测尚不够广泛普及。3 月中旬，CDC 终于允许除其自身以外的机构涉足新冠病毒检测。在美国流行的前 8 周或更长时间内，检测未能普及，加上缺乏对接触者的追踪，使得该病毒的传播难以遏制。一旦病毒开始大面积传播，就不再可能实现全面的检测、隔离和接触者追踪。

在美国，对于具有像新冠病毒特性的病毒来讲，新冠肺炎早期的流行情况并不罕见。这种病毒具有很高的无症状感染率并且可以在症状出现之前传播。对于公共卫生部门来说，控制这样病毒的传播非常具有挑战性。由于无症状患者没有意识到自己已被感染，因此只能通过广泛的随机检测以及跟踪感染者的所有接触者来识别他们。症状发作之前的传染期也很长，由于人类记忆的局限性，对联系人进行跟踪很难面面俱到。对于那些检测呈阳性的人来说，很难记得几天前他们接触的每个人。于是以色列和中国等国家借助手机追踪技术来协助流行病学调查。

当病毒依然大面积播散时，全员检测、感染者隔离和接触者追踪便几乎不再可能实现。此时，又可以采取哪些公共卫生措施来减轻流行病传播？这个时候人们最大的担忧是医疗系统的超负荷，医院的瘫痪必将导致许多不必要的死亡。通过使用医院床位数量、R_{eff}等变量，可以使用数学模型来比较各种公共卫生措施的效果。下面，让我们先看看新冠肺炎大流行期间许多国家采取"社交隔离策略"的效果。

限制社交距离可以"平缓曲线"

与潜在感染者保持距离的想法由来已久。在古代，人们即建设麻风患者的固定生活区用来将麻风患者与健康人隔离开来，避免接触。正如我们前面提到的，在 14 世纪的鼠疫时期，人们甚至不知道导致疾病的是微生物，但仍能从佛罗伦萨逃到乡下，等待渡过大流行。现代社交隔离政策的源头是 1918 年流感大流行期间圣路易斯市制定的法规。

1918 年夏天，圣路易斯卫生部官员马克斯·史塔克洛夫（Dr. Max Starkloff）博士正在监测波士顿不断扩大的流感疫情及其在整个大陆的蔓延。1918 年 10 月初，在圣路易斯发现的第一批病例是七口之家。第二天，又发现了 50 多例病例，史塔克洛夫立即采取行动。他敦促圣路易斯市长禁止大量人员聚集，并关闭电影院、教堂、桌球房和音乐厅。他还关闭了公立学校。随着病例数量的增长，史塔克洛夫开始限制商业活动。到 11 月初，尽管新病例的数量开始趋于稳定，尽管有商人反对，他还是关停了所有非必需的商业活动。他这样做可能是为了阻止因纪念 11 月 11 日第一次世界大战的结束而举行的大规模公众集会。11 月中旬的一次放松限制的尝试导致了儿童病例的暴发，他重新关闭了学校和企业，随着 12 月底新发病例数的下降，他逐渐放宽了限制，人们恢复了正常生活。

在 1918 年 9 月至 1919 年 2 月期间的几个月时间里，圣路易斯地区的病死率比其他城市更低，这一经验非常有力地支持了"限制社交距离"是一种有效的公共卫生措施。与之经常相类比的案例是美国费城的做法，费城卫生部官员允许在 1918 年 9 月举行游行，在报告第一例病例后 17 天才采取严格的"限制社交距离"措施。费城的医疗系统很快就不堪重负，死亡人数远远超过了圣路易斯。总的来说，美国各城市的数据显示，在 1918 年流感大流行期间，美国城市中较早实施"限制社交距离"对策的城市在第一波感染中单日病死率的峰值和总体病死率都较低，这是因为限制社交距离减少了人与人之间的接触，从而使 R_{eff} 更小，因此感染和死亡的人数更少。这就是流行病学家所说的：限制社交距离对于"平缓曲线"是非常有必要的。

1918 年流感大流行的数据表明，在疫情早期采取限制社交距离的措施，可以减少医疗系统崩溃的概率，并且可以减少疫情第一波期间的死亡人数。新冠肺炎大流行期间，世界各地实施的措施与史塔克洛夫 1918 年在圣路易斯

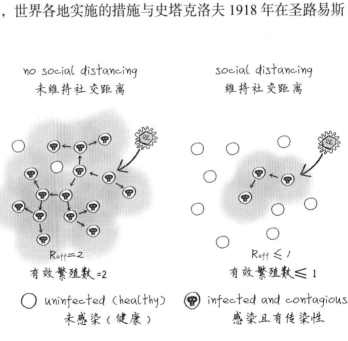

no social distancing
未维持社交距离

social distancing
维持社交距离

$R_{\text{eff}}=2$
有效繁殖数 =2

$R_{\text{eff}} \leqslant 1$
有效繁殖数 ≤ 1

◯ uninfected (healthy)
未感染（健康）

☠ infected and contagious
感染且有传染性

实施的措施相似，这些措施在大多数地方成功地使曲线变平缓，其中包括：

1. 无论是否戴口罩，鼓励人们保持距离。

2. 禁止大型公众集会，如体育赛事和音乐会。

3. 关闭学校。

4. 关停非必需的商业活动。

5. 限制旅行。

6. 要求居家或在庇护所中不要外出。

有趣的是，1918 年流感大流行的数据也显示当第一波感染消退时，限制社交距离的措施有所放松，第二波感染使得较早限制社交距离的城市的病死率上升，这可能与这些城市中易感人群的占比较大有关。1918 年和现在的一个重要区别是现代医学的发展，在 1918 年，几乎没有什么医疗措施可以提供给患者，但是在新冠肺炎大流行期间，医生迅速优化了治疗策略来减少死亡人数。

在本章的后面，我们将回到如何使用数学模型来减轻疫情波动带来的影响。但首先让我们先解决以下问题：限制社交距离是否能完全消灭一种流行病？

限制社交距离能使"曲线骤降"吗？

如果长时间严格地限制社交距离，有效传染数值（R_{eff}）

就会降至 1 以下，疫情就会消失。假设公共卫生措施使任何人都不能以任何理由离开自己的家，食物、生活所需甚至包括治疗慢性病所需的药物均由与你没有任何接触的政府工作人员送到门口。想象一下，刚开始实施这些措施时，5 000 人被感染。有了这些措施，他们最多会传染与他们住在一起的人，但被感染的同住者不会传染给新的人。因此，随着时间的推移，有效传染数（R_{eff}）会降至 1 以下，最终疫情会减弱。这就是短语"曲线骤降"所阐述的情况。这有可能实现吗？

在一些城市，严格限制社交距离的措施使曲线骤降了。当有效传染数（R_{eff}）低于 1 时，感染的数量开始下降，但这仍需要一段时间才能消灭病毒。要想使曲线骤降，需要长期严格地限制社交距离，并禁止人们出入该地区。使曲线骤降似乎是一种可行的策略，但并不是在所有情况下都可行 *。

"熬过难关"策略

在疫情蔓延期间，限制社交距离措施可以使曲线平缓

---

*译者注：在疫情严峻的时刻，中国多个城市执行了严格的措施，通过全体居民和医务工作者的共同努力，终于成功地使曲线下降。

以挽救生命，如果将这种绝对的隔离维持足够长的时间，也可以使疫情消失。但绝对的社交距离措施也面临着许多代价，最明显的莫过于企业倒闭和失业所造成的经济衰退。例如，在新冠肺炎大流行的头几个月，40%年收入低于 4 万美元的美国家庭成员失去了工作。

考虑到以上的负面代价，加之我们不知道上面提到的社交距离效力如何，有些人提出了一个"更好"的策略：努力熬过难关，等待感染的浪潮散去。这种策略名为"盾牌"：暂时关闭社交，将老年人和免疫缺陷患者等感染后出现重症和死亡风险最大的人隔离起来，随后再放宽隔离政策，让不太容易受感染所累的群体（如健康的年轻人）熬过疫情。这种防疫策略寄希望于人们在面对疫情时天然的警惕反应，以此避免感染和死亡人数快速增长，避免医疗保健系统过载崩溃。感染人数终将逐渐清零，一切也终将恢复正常。诚然，在现代医学和治疗手段问世之前，所有传染病的流行都以这种方式结束了。但是，为什么"熬过难关"也能够终结疫情？

随着从感染中恢复并对病毒免疫的人数增加，易受感染的人口比例下降。为了说明这是如何做到的，让我们来假设一种社交情景，1 个普通人在 10 天的感染期内与 100 个人互动。疾病流行初期，100 人都是易感者，随着人们

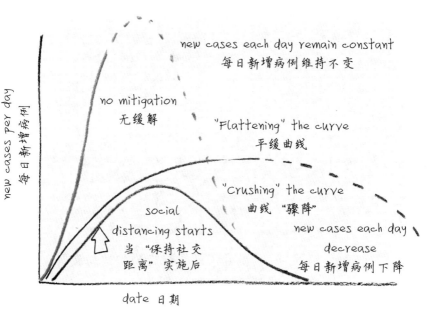

new cases each day rise exponentially
每日新增病例以指数形式增长

new cases each day remain constant
每日新增病例维持不变

no mitigation
无缓解

"Flattening" the curve
平缓曲线

"Crushing" the curve
曲线 "骤降"

social
distancing starts
当 "保持社交
距离" 实施后

new cases each day
decrease
每日新增病例下降

new cases per day
每日新增病例

date 日期

被感染并康复，一部分人获得了免疫力，不再是易感者。假设人群中有 95% 的人获得了免疫力，那么在与感染者互动的 100 个人中，只有 5 个人可能被感染。这种情况下，如果特定病毒感染的 R_0 值为 2，那么一位感染者就不是感染两个人，而是会感染 2×（5/100）人，此时的 R_{eff} 远远小于 1。因此，一旦足够多的人获得了免疫力，该流行病就会随着时间的流逝而终止，因为被感染的人很难再感染

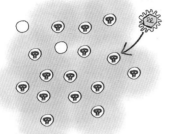

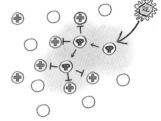

no herd immunity
无群体免疫

herd immunity
有群体免疫

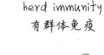

◯ uninfected (healthy)
未感染者（健康）

☠ infected and contagious
已感染者且具有传染性

✚ previously infected (immune)
曾被感染过且已经产生免疫力

图片 | 大流行病的扩增与缓解
Spread and Mitigation of Pandemics

其他人。即使是易感人群，感染的可能性也很小。在这种情况下，该人群已获得所谓的"群体免疫"。

但是，这种感染病毒的"群体免疫"与疫苗诱导的"群体免疫"不同，代价惨痛。重要的是要知道获得群体免疫所需的"必要免疫人群比例"。如果该比例很大，则由于许多人被感染，获得群体免疫需要很长时间。如果感染病毒的人中有很大一部分需要住院治疗并死亡，那么许多人将在此期间死亡。让我们来估算一下获得群体免疫所必须的免疫人群比例：

假设病毒感染的特征值为 R_0，p_I 为免疫的人群比例。如果 50% 的人口获得免疫，则 p_I= 0.5。如果一个人在传染期间与 100 个其他人接触（如上述例子），则该人接触过的人中有 $100 \times (1-p_I)$ 人是易感的（50 人）。因此，这名感染者在感染期间就不是感染 R_0 人，而是按比例会感染更少的人数，这个人数等于

$$R_0 \times \frac{100 \times (1-p_I)}{100} = R_0 \times (1-p_I)$$

这个值事实上就是 R_{eff}。因此，如果 50% 的人口免疫（p_I=0.5），则 R_{eff} 是 R_0 的一半（$R_{eff}=R_0 \times 0.5$）。当 R_{eff} 低于 1 时，将获得群体免疫，即，$R_0 \times (1-p_I)$ 必须小于 1，或者 p_I 必须大于 $(1-\frac{1}{R_0})$。当从疾病中恢复的人口比例超过 $(1-\frac{1}{R_0})$ 时，该人群便获得了群体免疫。因此，如果 R_0 为 2，则 p_I 必须大于 50%；也就是说，当超过 50% 的人口从疾病中恢复后，便获得了群体免疫。

因为要建立群体免疫所需要的免疫人口比例取决于 R_0，所以获得群体免疫所需的时间取决于病毒和当地条件。如果 R_0 高，例如麻疹的 R_0=18，则群体免疫的 p_I 为（1–1/18）≈ 0.94。因此，大约 94% 的人口必须获得免疫。麻疹等高传染性病毒若要寄希望于群体免疫来控制传染，

那将非常有难度，因为它本质上要求人口中的每个人都要被感染。在这种情况下，疫苗起着关键作用，可以使大量人群具备免疫力，从而在没有自然感染病毒的情况下实现群体免疫。

麻风腮疫苗是给儿童使用的，可预防麻疹、腮腺炎和风疹等所有具有高 R_0 值的病毒。在美国，几乎所有州都要求学前班和小学入学的孩子完成这种疫苗的接种。因为如果没有群体免疫，许多儿童将被感染，有些患儿会出现严重的后遗症甚至死亡。比如麻疹病毒，虽然它在美国的病

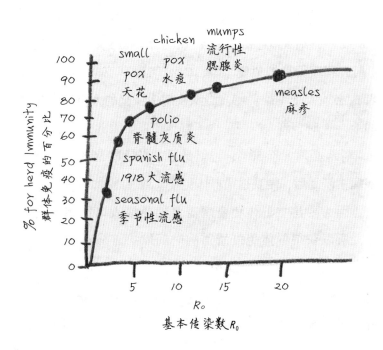

死率约为 0.2%，与流行性感冒相似，但它有可能引起患者永久性的神经系统损害。通过疫苗接种计划获得的群体免疫是 20 世纪儿童病死率急剧下降的重要原因。即便已经达到群体免疫，人们也需要保持警惕，因为如果接种疫苗的儿童比例低于群体免疫所要求的数量，疫情就会暴发。这就是为什么在不给孩子接种疫苗的社区经常出现麻疹病例的原因。发生这种情况时，不受群体免疫保护且免疫缺陷的弱势儿童（例如由于化疗引起的免疫抑制），将再次面临感染的风险。

如果 R_0 的值不太大，随着疫情的自然发生，人类就可以建立群体免疫。2015 年，寨卡病毒在巴西暴发，传播至南美和北美。寨卡病毒感染会引起发烧、关节痛和皮疹，但高达 80% 的患者表现为无症状感染。令人难过的是，许多感染寨卡病毒的孕妇所生婴儿会出现脑发育不良的结局，即患上小头畸形。自此，WHO 宣布寨卡病毒为紧急公共卫生预警事件。各个国家的公卫安全部门都采取了一系列措施，包括开发相应的疫苗来减轻寨卡病毒的传播。然而，随着 2016 年的到来，新发感染者开始减少，寨卡病毒消失了。寨卡病毒抗体检测表明，在病毒感染最集中的巴西和萨尔瓦多的部分地区，超过 60% 的当地人口被感染了。寨卡病毒的 R_0 在 2.1～2.5，因此当 52%～60% 人口对病毒产生免疫力时，可以获得群体免疫。

对于新冠病毒来说，R_0 在 2～3。如果该值为 2，则当一半的人口具有免疫力时即可获得群体免疫。如果 R_0 为 3，2/3 的人口获得免疫时才会产生群体免疫。在新冠肺炎大流行期间，英国似乎一开始打算采取"熬过难关"政策 *。但是当数学模型预测出此次大流行的规模将完全击溃医疗保健系统且导致许多人死亡时，政府改变了方向。但是瑞典依然坚持了该策略。他们没有封闭国家，也没有为年幼的孩子关闭学校，并且仅推荐个人限制社交距离。到 2020 年 9 月，瑞典人口的病死率高于邻近的斯堪的纳维亚国家，与美国的整体病死率大致相同，二者都大大低于纽约市。抗体检测表明瑞典尚未获得群体免疫。瑞典这样的决策也不足为奇，因为欧洲历时多年才击败鼠疫，1918 年流感暴发也历时两年多才自行熄灭。目前，尚不清楚在获得"群体免疫"之前瑞典的死亡人数将是多少。比较世界各地采取的不同策略，将为控制以后的大流行病染病提供有价值的信息。

许多因素是流行病学模型无法预测的，包括文化差异造就的公民对公共卫生措施依从性的不同，以及公民是否

---

*译者注：也就是我们在新闻上看到的"群体免疫"策略。

自觉遵守"限制社交距离"的政策。这些因素或许解释了为什么瑞典没有封锁城市，这是流行病学模型无法预测的。类似因素也在日本控制疾病大流行时产生重要影响，这也再次强调了一个地区模型中使用的参数可能并不适合另一个地区。

在新冠肺炎大流行期间，以美国为例的许多国家，社交距离政策的推行使疫情在头几个月中趋于平缓，但曲线也并没有明显下降。正如预期的那样，随着社交距离放开后，美国的新发感染率上升了。

难道群体免疫策略是社交距离政策放开后唯一的代替选项吗？1918 年流感大流行的数据表明，最初采取有效社交距离措施的城市在放松警惕后经历了更强的第二波疫情打击。在流行病的第一阶段之后，如何设法在保护经济和在不伤害公共卫生系统安全之间取得平衡？我们既不想有更多的无辜百姓死于这场浩劫，又想维持人们基本所需的正常生活。为此，流行病学模型可以模拟各种场景并进行定性比较以指导政府官员采取措施控制传染病流行。

间歇性地放宽"限制社交距离"政策获得群体免疫？

若每日新增病例数的曲线没有骤降，且人们也并没有成功获得"群体免疫",有学者提出可以考虑采取"间歇性地实施社交距离措施"的策略来缓解随后的感染浪潮。此策略旨在保持经济和正常生活的同时避免压垮医疗系统。对于一个统计学模型如何正确预测一项政策的结果,以及如何实施该政策,我们必须估计出前面章节中讨论过的 SEIR 模型中的多个参数。举例来说,人们必须知道不同的扩大社交距离措施如何影响 R_{eff} 值。在限制社交距离或不限制社交距离的情况下 R_{eff} 值的差异,与决定多少易感人群暴露在病毒下的变量相关($S + I \rightarrow E$),以及与多少暴露人群最终被感染($E \rightarrow I$)的相关变量有密切联系。其他因素,比如从疾病中康复的人需要多久才可以取得免疫力?R_{eff} 值是否存在季节性变化?新冠肺炎是否像流感一样在冬季发病率更高?明确定义的假设对于统计学模型非常重要,在能够清晰给出预测结果的情况下,统计学预测模型可以提供许多建设性的意见。

例如,我们描述了格拉德(Grad)、利普希奇(Lipsitch)及其同事(哈佛大学的流行病学家)于 2020 年 4 月所做的预测,即在不同的情况下,间歇性地限制社交距离政策是如何影响新冠肺炎大流行的。这些流行病学家认为,R_{eff} 在冬季的较高值和夏季的较小值之间循环。当发病率开始上升并突破阈值时,就应启动限制社交距离政策。设定这个阈值是为了防止医疗系统超负荷进而崩溃。当发病率降至此阈值以下，限制社交距离政策可以适当放松。随着时间的流逝，疫苗的接种与普及整个人群逐渐获得群体免疫。一项关于医疗容量作用的预测模型发现，如果增加医疗容载量，开启"限制社交距离"的阈值可以设置得更高，这是因为医疗系统会不那么容易过载崩溃。这样的话，放宽"限制社交距离"措施的时间可以更长一些。这将使人口更快地获得群体免疫并保持正常生活和经济持续发展。随着越来越多的人获得免疫，限制社交距离之间的间隔越来越长，R_{eff}越来越小，新发感染的人数越来越少。最终，当新发感染的人数越来越少，检测、隔离和接触者追踪将足以控制疫情。

这些模型的预测对于指导公众政策可能有用。但是如果缺乏真实世界的数据，这些预测就无法提供精确的定量结果。例如，要使得这样的模型具有预测性，我们需要进行大量检测才能知道多大比例的人口是具有免疫力的。我们需要用免疫学研究来确定到底人体的免疫力 * 有没有下降，以及免疫力可以持续多久。还有很多其他因素也需要

---

* 译者注：指对特定病毒的。

考虑，但其中一些因素是很难量化的 *。

　　每一天世界各地都获取了海量的新冠肺炎疫情数据，与此同时，我们恰好拥有庞大的计算能力，机器学习技术（一种人工智能，可以用程序和算法自动地学习）通过数据挖掘帮助我们比以往更深刻地理解疫情防控。或许在未来，我们就能够开发出更有用的模型，帮助我们制定适宜的公共政策，在有效控制住院率和病死率的同时不对社会经济造成破坏。这样，在下一次大流行到来的时候，我们可以更好地应对。

　　要想终结一次难以控制的传染病大流行，最快的方法，一是使用能够治愈疾病的药物，二是利用有效的疫苗产生群体免疫。接下来，我们来谈谈这两个话题。

---

*译者注：目前全球鼓励"群体免疫"的目标最终通过疫苗的普及来实现。

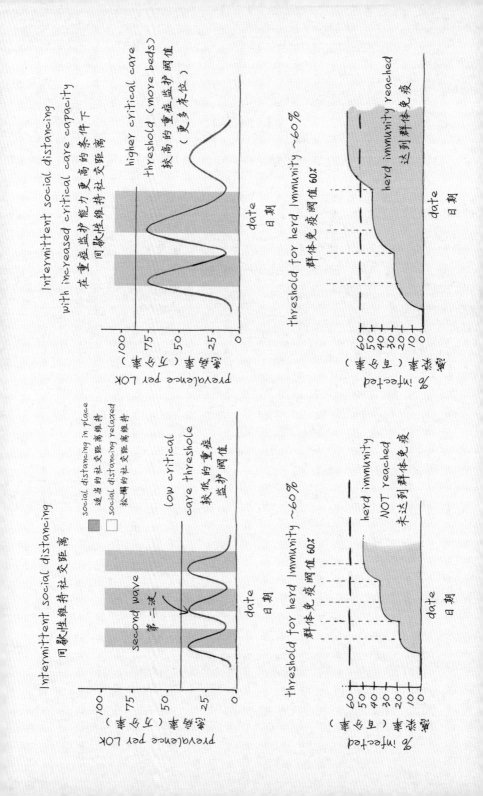

第 6 章

抗病毒治疗

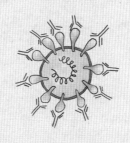

1981 年，美国 5 名男同性恋者患上了由杰氏肺囊虫（一种真菌）引起的肺炎。肺囊虫肺炎在当时是极为罕见的疾病，主要发生在免疫缺陷人群中。这 5 名年轻男性的感染表明，他们的免疫系统功能低下，无法抵御类似肺囊虫这样的病原体。而这都是因为一种全新的攻击免疫细胞的病毒感染了人体，这就是 HIV。

　　近 40 年过去了，虽然我们仍然无法治愈艾滋病，但抗病毒治疗已经能使 HIV 感染者过上相对正常的生活。1995 年，一种包含多种抗病毒药物的组合疗法诞生了。这一疗法可以将 HIV 感染者体内的病毒控制在相当低的水平。而在此之前，HIV 阳性几乎等同于给患者判了死刑。

　　人们从开发抗 HIV 药物的方法中总结出了抗病毒药物开发的模式，并已成功研发了多种针对其他病毒感染的药物。在这一章，我们将探索抗病毒药物的研发策略。

病毒的鉴定

对于一种由全新病毒感染引起的疾病，寻找治疗方法的第一步是要鉴定这种病毒。这是因为抗病毒药物的作用机制是抑制病毒在体内复制和阻碍其引起疾病的过程。我们必须要先确定病毒的类型，了解它是如何复制的，然后才能想办法干扰它的复制过程。20世纪之前，鉴定病毒是非常艰难的工作，因为病毒实在是太小了。1949年，约翰·恩德斯（John Enders）、弗雷德里克·罗宾斯（Frederick Robbins）以及托马斯·韦勒（Thomas Weller）打开了病毒研究的新局面。他们在试管中成功地使脊髓灰质炎病毒于动物细胞内增殖。利用同样的方法，他们培养、鉴定、研究了多种病毒，其中还包括儿童易感的麻疹病毒和流行性腮腺炎病毒，这直接促使了相关疫苗的成功研发。而恩德斯、罗宾斯和韦勒也因为这一成就获得了诺贝尔生理学或医学奖。其他研究者迅速采用了他们的方法（在实验室培养病毒），极大地简化了病毒鉴定和研究的工作。

法国的弗朗索瓦丝·巴尔-西诺西（Françoise Barré-Sinoussi）和吕克·蒙塔尼（Luc Montagnier）首先鉴定了HIV，美国的罗伯特·加洛（Robert Gallo）紧随其后。他们认为，既然在体内 HIV 能感染某一 T 细胞亚群，从而引起疾病，那么在体外也能用这群 T 细胞培养病毒。他们确信鉴定出了 HIV，因为检测结果显示，他们在实验室培养出来的病毒与所有 HIV 感染者体内的病毒一致。人类鉴定小儿麻痹症的病原体——脊髓灰质炎病毒——花费了数十年时间，然而 HIV 在第一例 HIV 感染者报告后仅两年时间就被分离出来了，这实在是令人惊叹的成就。

现代技术已经革新了病毒鉴定的速度。2003 年，SARS 病毒在首例患者报告后 6 个月即被分离出来。2020 年，从首例新冠肺炎病例报告到获得新冠病毒基因组序列仅用了 1 个月的时间。病毒快速分离和测序的新技术使得新病毒的快速鉴定成为可能。

病毒的生命周期
决定了抗病毒药物的靶点

在第 3 章，我们了解了病毒是如何感染并在机体中生存的。现在，让我们简单地回顾一下与抗病毒药物研发有关的几个方面。首先，病毒必须快速复制才能感染尽可能多的细胞，进而感染尽可能多的人。其次，病毒只含有对其存活绝对必要的几个蛋白质，其中甚至不包括大部分复制过程所需的蛋白质，这就意味着它们需要劫持被感染细胞的功能性蛋白质来完成自身的复制。由于只需复制少数几个蛋白质就可形成新的病毒颗粒，病毒可以非常迅速地繁衍后代。它们就像经验丰富的旅行者，只带宾馆无法提供的必要装备轻装上阵，而这些装备是病毒发挥功能所不可缺少的。也正是由于这一点，任何药物只要能够抑制任一病毒蛋白质的功能就具有抗病毒的潜力。

所有病毒都有相似的生命周期。病毒通过皮肤、眼睛、口腔、鼻腔、直肠、阴道以及其他易侵入的部位进入人体。虫咬、皮下针刺等可使病毒直接进入血液。一旦侵入人体，它们就通过包膜上的刺突与细胞表面受体结合，进入我们的细胞。例如，HIV 选择通过刺突与某种 T 细胞亚群表面的受体结合，而新冠病毒则是与肺、心脏和肾脏细胞上大量存在的 ACE2 受体结合。一旦病毒的刺突附着在细胞的受体上，下一步就是强行进入细胞。这是一个复杂的过程，往往涉及我们自身细胞的蛋白质以及构成病毒刺突蛋白的结构变化。进入细胞后，病毒基因组就会被释放出来，劫持机体细胞内"工作机器"，即某些功能性蛋白质，使被感染的细胞成为复制病毒基因组的工厂，大量

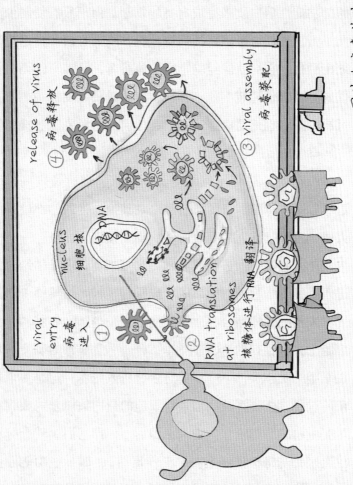

viral entry
病毒
进入
①

nucleus
细胞核

DNA

release of virus
病毒释放
④

RNA translation at ribosomes
核糖体进行 RNA 翻译
②

③ viral assembly
病毒装配

图片 | 病毒的生活周期
life cycle of the virus

复制病毒所需的蛋白质，最后将蛋白质和基因组组装成许多新的病毒颗粒。此时，新组装的病毒仍被困在细胞中，需要一条通道释放子代病毒。而病毒早已具备许多逃离细胞的方法。有些病毒会破坏细胞后释放出来，而另一些则可以从细胞柔软的膜中萌芽，随后与细胞分离。一旦释放到细胞外，新产生的病毒就会感染其他细胞，并重复该循环，直到被感染者死亡或免疫系统控制住该病毒为止。

抗病毒疗法旨在阻断病毒生命周期中的一个或多个环节：病毒进入、复制、组装以及释放。

阻止病毒进入

阻止病毒进入细胞是一种行之有效的抗病毒策略。机体对病毒所产生的一些抗体会附着在病毒的刺突上，并阻止其与人类细胞上的受体结合，这样可以防止病毒感染新细胞。这就是为什么100多年来一直使用抗体来治疗传染病。

正如我们在第四章所述，冯·贝林和北里柴三郎发现，注入患者的抗体可以治疗白喉。基于血液中的抗体可以治愈疾病的考虑，研究者正在测试将新冠肺炎康复者的血浆用作一种治疗方案。

尽管在抗病毒过程中有许多针对病毒的抗体产生，但实际上只有一部分抗体在预防病毒侵入方面有显著效果。鉴定哪些抗体有效并将其制成药物是一种可行的思路。许多公司和科学家已经开发出快速生产这些抗体的方法。例如，针对埃博拉病毒感染的一项临床试验测试了由某生物技术公司生产的三种针对埃博拉病毒的特异性抗体的组合治疗效果。试验十分成功，并得以提前结束试验。类似的方法正在用于鉴定治疗新冠肺炎的有效抗体。这些疗法可诱导短暂的免疫力，但是有一些问题尚不清楚，例如究竟仅需要一种还是需要多种类型的抗体，以及到底需要哪种特定抗体类型（免疫球蛋白 G，还是免疫球蛋白 A）。

找到合适的抗体就如同大海捞针一般具有挑战性。一种捷径是使用病毒刺突附着的细胞受体作为"抗体"。例如，ACE2 是新冠病毒进入细胞时结合的细胞表面受体。人工合成 ACE2 并将其用作诱饵或许是一种可行的策略。注射至患者体内后，合成的 ACE2 受体将与病毒结合并阻止其与细胞上的 ACE2 受体结合。合成的 ACE2 受体药物也可以经过改造，使其一端像 IgG 抗体的茎一样，从而像普通抗体一样清除这些病毒-药物复合物。

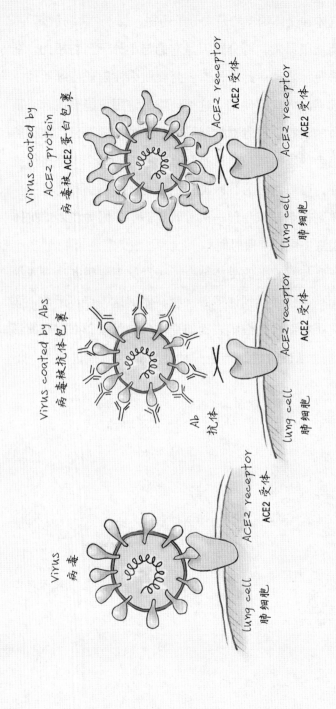

抗体和受体诱饵均是大分子药物，属于"生物制剂"。此类药物很昂贵，部分原因是它们与小分子药物相比，制造起来更加复杂。此外，它们需要肌内注射或静脉给药，这使其难以大规模使用。这种药物的使用可能更适合于重症患者的治疗，或者对抗某局部地区疫情的暴发，或保护确诊患者的家庭成员。对暴发地区附近的每个人都进行抗体治疗，可以暂时为社区提供免疫力并抑制病毒的传播。通常单剂的剂量（注射一次）就足够了，因为注射的抗体会在血液中保持一段时间。

　　一旦与细胞上的受体结合，病毒就需要想办法进入细胞，而病毒已经找到许多方法使其做到这一点。通常，病毒刺突蛋白结合到细胞表面的受体后，可以急剧改变其形状，通过复杂的机制产生一种使病毒向内推进的力。不

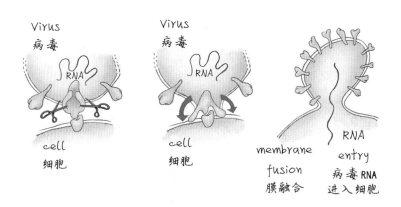

过，即使病毒已经附着在合适的细胞表面受体上，用药物阻断该环节也可以防止病毒进入细胞。

新冠病毒利用了一个本身就存在于肺细胞表面的蛋白（被称为"蛋白酶"）把刺突蛋白切成两部分。切断病毒的刺突蛋白就像释放弹簧一样，产生的推力可以使病毒能够穿透细胞膜进入细胞。阻断蛋白酶作用的药物可以阻止病毒进入细胞。但是由于这种蛋白酶存在于人体不同部位的许多细胞上，阻断它的药物可能会产生广泛和严重的副作用，预防这种副作用是药物研发的一大挑战。

阻断病毒复制

如上所述，病毒只含有那些功能上至关重要的蛋白质，那些蛋白质是病毒独有的，与人类细胞中的蛋白不同。正如我们在第 3 章中看到的，RNA 病毒的基因组是由 RNA 构成的，所以病毒不能如法炮制我们使用的从 DNA 到 RNA 再到蛋白质的路线合成蛋白质（回想一下中心法则）。因此，所有的 RNA 病毒都有自己的聚合酶，能够复制自己的基因组。有些 DNA 病毒也有复制基因组的聚合酶。对于逆转录病毒，如 HIV，它的聚合酶被称为逆转录酶。它将病毒的 RNA 基因组转化为 DNA，然后这些 DNA 再利用我们细胞内的功能性蛋白被转化为 RNA 和蛋白质。特异性抑制病毒聚合酶的药物会是有效和安全的。有效性是因为这种药物可以阻止病毒复制，而安全性是因为理想的药物不会作用于我们自身的聚合酶，因为人类的聚合酶与病毒自带的聚合酶结构上是不一样的。问题的关键在于如何找到这样一种药物。

格特鲁德·埃利恩（Gertrude Elion）在 20 世纪 70 年代末提出了一个解决方案。15 岁高中毕业后，埃利恩就读于纽约市立大学的亨特学院。尽管 1937 年她以全班第一名的成绩从化学系毕业，但由于性别歧视，她的研究生入学申请多次遭到拒绝。最初她只能找到一份秘书的工作，后来在一家连锁杂货店做食品质量主管，最后在宝来·威康制药公司为乔治·希钦斯（George Hitchings）做助理。当时希钦斯正在研发抗生素，他认为阻止生物体复制 DNA 可能是抑制其繁殖的有效策略。回顾第 3 章，DNA 和 RNA 是由不同碱基组成的单元链。DNA 的组成碱基是 G、T、A 和 C，RNA 的组成碱基是 G、U、A 和 C。聚合酶将这些碱基以特定的顺序排列在一起，编码特定细胞或有机体的基因组。埃利恩和希钦斯通过人工合成技术制造的分子看起来与普通的碱基非常相似，以至于聚合酶视其为普通碱基，将其插入正在复制的基因组中。利用这些分子，他们成功地开发了治疗癌症和自身免疫性疾病的抗生素和药物。

希钦斯退休后，埃利恩继续他们的工作。在 20 世纪 70 年代末，她开始研发一种能够特异性地抑制疱疹病毒（一种 DNA 病毒）复制的药物。她的策略是通过合成人工碱基（与天然碱基不同），利用病毒聚合酶将其添加到不断复制的病毒基因组中。因为这些药物不是真正的碱基，一旦插入，它们就会阻止聚合酶链的进一步延长。因此，基因组在被完全拷贝之前就停止了复制。这种有缺陷的基因组不再编码所有必需蛋白质的信息，因此病毒无法复制。通过这个策略，她开发出了第一种抗病毒药物阿昔洛韦，它对疱疹病毒的聚合酶起作用，但对人体的聚合酶没有作用。后来在艾滋病大流行的早期，她的团队利用这一策略又开发出了第一个用于治疗艾滋病的药物——齐多夫定（AZT, zidovudine）。瑞德西韦是治疗新冠肺炎的药物，也是一种病毒聚合酶抑制剂。它最初被设计用来抑制埃博拉病毒的聚合酶，但后来发现它对新冠病毒的聚合酶也有抑制作用。

被研究生院拒之门外的埃利恩，因其出色的工作而与希钦斯一起获得了 1988 年的诺贝尔生理学或医学奖。在这

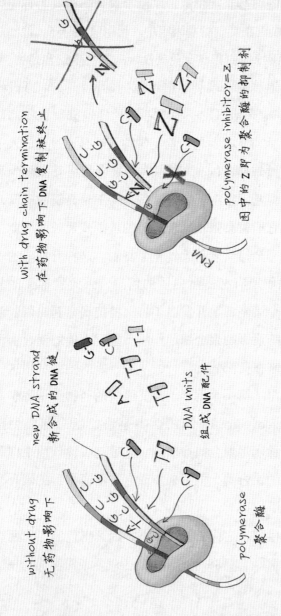

without drug
无药物影响下

new DNA strand
新合成的 DNA 链

DNA units
组成 DNA 配件

polymerase
聚合酶

with drug chain termination
在药物影响下 DNA 复制被终止

polymerase inhibitor=Z
图中的 Z 即为 聚合酶的抑制剂

图片 | 药物对病毒聚合酶的抑制作用
Inhibition of viral polymerases by drugs

之后，她才被授予纽约大学和哈佛大学的名誉博士学位，并当选众多科学协会的荣誉成员。

对于 HIV，我们现在有了更新的策略来抑制其复制。为了尽可能简洁，HIV 进化到只有几个基因，每个基因都携带多个蛋白质的编码信息。分子量较大的多聚蛋白，包含好几个单独的蛋白质，首先被制造出来。然后，这些多聚蛋白被切割成 HIV 需要发挥功能的多个独立蛋白。就像人体肺部细胞上的蛋白酶切断了新冠病毒的刺突蛋白，使其能够进入我们的细胞一样，HIV 也有自己的蛋白酶，它能将多聚蛋白切割为有功能的多个结构蛋白。没有这种蛋白酶，HIV 的蛋白质，包括它的聚合酶，就不能从相应的多聚蛋白中分离出来，因此不能发挥作用。被称为蛋白酶抑制剂的药物正是基于这一原理开发出来，它们能够阻断HIV 蛋白酶的功能，从而阻止子代病毒的产生。

阻止病毒的组装

一旦在感染的细胞中合成了病毒的组成蛋白，就需要将这些部分组装成完整的病毒。这是病毒生命周期中又一个可以被药物干预的过程。

丙型肝炎病毒（Hep C，Hepatitis C virus）通过血液传播，引起肝脏感染。大多数患者的免疫系统无法根除这种病毒。因此，如果不治疗，丙型肝炎病毒（以下简称丙肝病毒）会导致大多数人终生慢性感染。据统计，世界上有2%～3%的人口感染了丙肝病毒。患者在感染后的早期阶段通常没有症状，但病毒会慢慢破坏肝脏。丙型肝炎是目前肝衰竭常见的原因之一。

直到大约30年前人类才发现了丙肝病毒。长久以来，丙型肝炎是一种神秘的传染病，可污染血液制品。那时接受输血有点像俄罗斯轮盘赌，因为输血是一种相对常见的接触丙肝病毒的途径。丙肝病毒的鉴定是关键步骤，我们不仅找到了一种筛查病毒和净化血供的方法，而且还能够借此寻找到有效的治疗方法。

20世纪70和80年代，人们开发出了第一种用于治疗丙型肝炎的抗病毒药物，利巴韦林是其中之一，它类似于埃利恩和希钦斯开发的药物，因为它和病毒RNA基因组的碱基类似。当它被添加到正在复制的RNA基因组中时，会产生几个作用，包括减缓碱基链的延长。同时碱基类似物的药物也会导致错误的碱基插入，从而使复制的RNA发生突变，导致病毒功能失调。

第二种治疗丙型肝炎的药物是干扰素，这是一种由免疫细胞产生的激素，它能创造一个对病毒非常不利的环境。干扰素是通过 DNA 重组技术合成的，该技术是在 20世纪 70 年代由保罗·伯格（Paul Berg）、斯坦利·科恩（Stanley Cohen）和赫伯特·博耶尔（Herbert Boyer）发明。他们利用 DNA 重组技术在实验室实现了干扰素基因的鉴定和分离，然后将该基因插入另一个生物体的 DNA中，后者生成由插入基因编码的"合成"干扰素，这种合成产品被用作抗病毒治疗。通过这种方式合成干扰素是生物技术产业的一个里程碑事件，但利用利巴韦林和干扰素的药物组合治疗丙型肝炎仅在大约 50% 的患者中有效。

　　为了改进利巴韦林和干扰素等抗病毒药物，科学家开始寻找丙型肝炎的特异性药物。他们研制了专门针对丙型肝炎病毒聚合酶和蛋白酶的抑制剂药物，这些药物显著提高了疾病的治愈率，减少了日后肝移植的需求。这些药物将丙型肝炎患者的治疗期从一年缩短到六周，治愈了相当一部分患者。它们使用方便，只需要患者吞服药片即可。但是这种治疗的初始费用十分昂贵，每片超过 1 000 美元（指索非布韦），引起了很大的争议。

　　丙型肝炎治疗的一个重要突破是研制出阻断病毒组装的药物。这些药物可以抑制一个叫作"非结构蛋白 5A"

（nonstructural protein 5A，NS5A）的丙型肝炎病毒蛋白。我们不知道 NS5A 的确切功能是什么，但是 NS5A 抑制剂与蛋白酶抑制剂或聚合酶抑制剂联合使用是迄今为止开发的最有效的抗病毒疗法。

阻止病毒的释放

一旦新的病毒完成组装，它们就需要离开细胞。这又是药物可以阻断的一步。奥司他韦（达菲）和扎那米韦（瑞乐砂）这两种抗流感药物会干扰病毒的释放。病毒需要与受体结合才能进入细胞。但是，如果新的病毒颗粒在离开细胞之前就与受体结合，它就会被困在细胞中。新的病毒组装成功后，流感病毒将安排一种蛋白摧毁它的受体，从而保证新组装的病毒能从细胞中顺利溜走，不被困住。奥司他韦和扎那米韦可阻断这一功能，从而将病毒捕获在细胞中。由于这些药物只能阻断病毒复制的最后一步，因此它们的效果不如其他类型药物。这是因为病毒组装了许多副本，有些仍然可以逃离细胞。奥司他韦和扎那米韦只能将病程缩短一两天。

联合疗法

就像胡迪尼＊奇迹般地从紧身衣中逃脱一样，病毒产生耐药性的能力是惊人的。回想一下第三章中提到，病毒聚合酶的复制相对不准确。病毒每次复制时，其基因组都可能发生突变。经过几个周期的复制，同种病毒可能已经出现了不同亚型。当面对某种药物时，如果病毒产生的突变使其免受药物的影响，那么这种突变病毒株比受药物影响的病毒株更有优势。因此，这些突变病毒株得以成长，药物不再有效。对于像艾滋病毒这样具有高突变性的病毒来说，通过这种机制产生耐药性是非常常见的。

制药公司已经研制出抑制病毒独特蛋白质功能的药物。如果多种这样的药物被同时应用，病毒株将需要在所有药物的特定靶点获得多重突变才能耐药。这更难做到，因为病毒聚合酶的出错是随机的，病毒基因组也是在随机地发生突变，所以在病毒株中出现多个特定突变需要相当时间。病毒就像玩大转盘游戏，耐受一种药相当于猜对一个数字，耐受多种混合药物则需要猜对多个数字。此外，每一次突变都可能导致病毒的某种功能受损——多种突变则会使病毒功能更加失调。由于这些原因，临床上多采用

＊译者注：20 世纪初美国著名魔术师，以脱逃术及特技表演闻名。

联合药物疗法对付高度可变的病毒。例如，现在治疗艾滋病和丙型肝炎通常采用联合药物治疗。

应对新冠肺炎大流行

在一种新型病毒引起的大流行刚刚开始时，往往没有足够的时间研制针对这种病毒的特效新药。为了挽救患者的生命，医生们会调用一些已批准用于其他疾病或病毒感染的药物，希望它们能发挥作用。这是一个很好的策略，因为这些药物是安全的，而且副作用已知。在新冠肺炎大流行期间，我们尝试了许多这样的治疗策略。

吉利德制药公司擅长病毒聚合酶抑制剂方向的新药研发，该公司已成功开发出针对丙型肝炎的此类药物。他们此前曾利用一种最初为丙型肝炎开发的聚合酶抑制剂来治疗埃博拉病毒感染。这种叫作瑞德西韦的药物，已经在非洲完成临床试验，并被确定为一种安全、有前景的治疗方法。然而，当对埃博拉的抗体治疗被证明更有效时，瑞德西韦的研制还没有得到使用批准，就被叫停了。

2020 年，吉利德制药公司迅速检测了瑞德西韦抑制新冠病毒聚合酶的功效。体外实验发现，它能抑制动物和人类细胞中的病毒复制。吉利德制药公司立刻对此药进行临床试验，并开始在"同情用药"*的基础上提供这种药物。当看到该药物似乎可以缩短病程后，美国食品和药物管理局批准了该药物在治疗重病患者时的紧急使用权限。该药物通过静脉注射，并会产生一些副作用，因此仅限于重症患者使用。

地塞米松是一种类固醇激素，长期以来一直用于治疗关节炎、急性呼吸窘迫等其他疾病。一项英国的临床试验表明，该药可以将使用呼吸机的新冠肺炎患者的病死率降低 1/3，吸氧患者的病死率降低 20%。这是大流行期间老药新用来治疗急症患者的又一佳例。

如前所述，还有一种治疗新冠病毒的方法是从感染后康复的患者身上提取血浆，并将其注射到病程中的患者体内。由于个体间差异，可能产生不同类型的抗体反应，因此从不同供体获得的抗体效力可能有很大差异。几家公司正在开发可用于患者的强效中和抗体，以消除这种误差。

有两种类型的干扰素已被批准用于治疗乙型肝炎和丙

---

*译者注：同情用药是指允许给一些不符合批准的临床条件，但"无药可救"的终端患者，在开展临床试验的机构内，使用尚未得到批准上市的药物或医疗器械等。

型肝炎以及自身免疫性疾病如多发性硬化症。有数据表明，新冠病毒有一个基因的特定功能是阻断干扰素产生，因此干扰素治疗可能是一个很好的策略。这两种已经批准的干扰素对新冠肺炎的有效性尚未确定。此外，此类药物昂贵，需注射使用，并且有显著的副作用，这阻碍了它们的大规模应用。

奎宁是从树皮中分离出来的药物，在治疗疟疾上有近400年的历史。由于味苦，英国人将其与杜松子酒混合在一起，制成了被称为"金汤力"*的流行饮品。在20世纪30年代，人们花费了巨大的努力尝试生产可以在实验室中合成的奎宁类似物。由此，德国拜耳公司的化学家研发了氯喹和后来的羟氯喹。第二次世界大战结束时，美军缴获了这种药品，并在1947年发现了这种药品可有效预防疟疾的传播。该药还被重新用于治疗某些自身免疫性疾病。尽管已经使用了很长时间，但我们仍然不太了解这种药物的作用。我们为它也许能够治疗新冠肺炎感到兴奋，这同时也反映了新冠肺炎现有治疗手段的匮乏。只有经过严格控制的临床试验才能确定药物在治疗病毒方面是否有效。而当前的数据表明，羟氯喹不是治疗新冠肺炎的有效方法。

---

* 译者注：奎宁和杜松子酒调制而成的鸡尾酒。

抑制细胞因子风暴

正如我们在第四章中所述，过度的免疫反应有时会导致严重的疾病。这可能是由于病毒的广泛传播引起了强烈的免疫反应，或是患者的免疫系统本身有缺陷。过度激活的免疫反应会导致大量细胞因子的产生，即所谓的细胞因子风暴。严重的情况下会导致包括急性炎症、血压急剧下降以及全身不受控制的凝血等多种后果。在细胞因子风暴期间，体内的主要细胞因子为白介素 -6（Interleukin，IL6）、肿瘤坏死因子（TNF）和白介素 -1（Interleukin，IL1）。阻断这些细胞因子作用的药物已被批准用于治疗多种自身免疫性疾病。如果细胞因子风暴是危重患者的死亡原因，那么确定哪些患者可以受益于细胞因子阻滞剂以及阻断哪些细胞因子对于治疗很重要，这将有望降低新冠肺炎的病死率。

未来的抗病毒药物

　　开发有效的抗病毒药物是一个既费时又昂贵的工作。确定一种好的候选药物是非常困难的。但这只是整个过程中的第一步，因为后续还需要昂贵的临床试验来确定候选药物的安全性和有效性，而且该阶段还可帮助优化药物使用剂量和给药方法，因此，大多数的研发药物最后都未能走到获批上市。对于那些可能会在一段时间内继续折磨我们的传染病，比如那些由 HIV、乙肝病毒、埃博拉病毒和流感病毒引起的疾病，生物技术公司会继续投入精力和资金来开发好的治疗方法。为了做好充分准备以应对潜在的大流行，我们需要不同的思路来开发抗病毒药物。这些思路将以新的科学进展和方法为基础，通过政府和社会资本合作等资助方式得以实现。我们将在结语中对这些问题发表看法。

　　消灭一种由病毒引起的传染病的最有效战略是研制预防这种病毒的疫苗。这是下一章的主题。

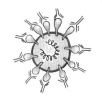

第 7 章

疫苗

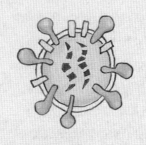

人类发展的历史与传染性致病微生物所带来的痛苦密不可分地联系在一起。直到近期，大多数家庭才不会因传染病出现孩童夭折的情况。天花仅在20世纪就杀死了数亿人。在当今时代，尤其是在发达国家，很难想象100年前传染病的伤害是如此普遍。改变这种情况的很大一部分原因是开发了可以保护人类免受感染和疾病侵袭的疫苗。确实，接种疫苗所挽救的生命数量比其他任何医疗措施都更多。全面的天花疫苗接种计划已挽救了数亿人的生命，并使天花病毒从地球上消失。疫苗接种也几乎消灭了脊髓灰质炎，这是儿童病死率急剧下降的主要原因。

　　正如我们在第五章"大流行的传播及控制"中所讨论的那样，当对疾病免疫的人口比例超过一定阈值时，引起传染病的病毒将停止在人群中传播。对于高传染性病毒，此阈值很高。因此，在没有大量人口感染的情况下自然获得群体免疫比较困难，也需要花费很长时间，且会导致许多人死亡。接种疫苗可使人们迅速获得群体免疫。疫苗接种不仅可以保护被接种者，还可以保护整个社区，包括社会上最脆弱的成员，例如老年人和免疫力低下的人。

　　我们在此书的前半部分介绍过爱德华·詹纳发明了一种安全的天花疫苗。在本章中，我们将描述自詹纳和巴斯德时代以来疫苗接种是如何发展的，以及现代技术应如何应对生产新冠疫苗的挑战。

疫苗如何发挥作用

在"免疫力"一章中我们讲到，感染后免疫系统会做出多方面的应答，旨在从体内消除病毒。第一道应答是固有免疫系统的细胞，它们试图控制病毒复制并把病毒围困在感染部位附近。这些细胞分泌细胞因子，使环境不适于该病毒存活。吞噬细胞也会吞噬病毒并将其携带到淋巴结。这里，适应性免疫系统的 B 细胞和 T 细胞与病毒的蛋白质相互作用，随后产生针对感染病毒的免疫应答。这个应答包括两个部分。一部分由可与病毒的刺突蛋白结合的抗体组成，防止病毒进入我们的细胞并感染它们；另一部分由 T 细胞组成，杀伤性 T 细胞可检测与我们 HLA 结合的病毒蛋白片段（这些与 HLA 结合的病毒蛋白片段被展示在受感染的细胞上），检测到病毒蛋白片段后，杀伤性 T 细胞通过分泌一些物质在受感染细胞中打孔并杀死这些细胞。

此外，免疫系统中还具有不同功能的其他亚型的 T 细胞。其中一种被称为"辅助"T 细胞，帮助诱导在产生强效抗体过程中 B 细胞达尔文式的进化过程。感染清除后，针对特异性病毒的抗体以及记忆 T 细胞和记忆 B 细胞继续在血液中循环。这些适应性免疫的产物可以在需要的时候做出快速、有力的反应，从而达到至少在一定时间内保护机体、防止机体再次感染的作用。

接种疫苗的目的是刺激免疫系统产生抗体以及记忆 T 细胞和记忆 B 细胞，从而攻击病毒，防止其侵害人类。此外，人们还期待通过接种疫苗刺激抗体和免疫记忆的长久反应（即使其只能维持一段时间），理想状态是维持终身。所有这些都必须以安全的方式实现，接种疫苗才不会弄巧成拙，出现任何其他不良反应。不良反应是评估任意一种治疗方法的重要考量，这一点对于疫苗接种尤为重要，因为它们是应用于健康人的，所以需要最大限度地减少不良反应，或最好能够彻底避免不良反应。

疫苗必须含有病毒的蛋白质，可以是全部或部分蛋白质。否则就无法激发特异的针对其刺突蛋白的抗体或针对其特定病毒蛋白片段的 T 细胞反应。所以有效的预防接种都能诱发强有力的抗体反应。抗体可以防止病毒感染细胞，从而防止病毒复制。疫苗还应激发 T 细胞反应。黄热病疫苗，就是成功保护人们免受感染的疫苗之一。这种病毒曾作为一个主要的健康危险因素危害人类数十年。法国在 1803 年将其在北美占据的土地出售给美国的原因之一（路易斯安那购地案），就是大部分法国士兵死于黄热病。20 世纪 30 年代开发的黄热病疫苗能激发抗体和强效、持久的杀伤性 T 细胞反应。目前，黄热病仍在非洲和南美洲的部分地区流行。

在"免疫力"一章，你可能会记得詹韦说过免疫学家"心照不宣的小秘密"。也就是说，如果没有适当的固有免疫反应，就没有适应性免疫。这意味着，有效的疫苗还必须诱导出强大的固有免疫反应。我们对固有免疫的了解不如对适应性免疫的了解那么多。即使对于适应性免疫，我们也不知道是什么因素导致持久的免疫记忆和长时间保护抗体的产生。很重要的一点是，记忆 T 细胞能被调集到或能快速到达特定病毒入侵的入口所在位置，从而迅速终止感染。对于如何实现这个目标，我们了解的并不多。所以，疫苗研发仍然是一个略带经验性的过程。人们曾经尝试了许多方法，在不同的应用场景采用不同的策略，其效果也各有优劣。下面让我们来讨论目前一些疫苗设计的方法。

疫苗的分类

减毒活疫苗

减毒活疫苗是由引起疾病的病毒本身组成的，但疫苗中使用的病毒是经过弱化（减毒）的，所以不会导致疾病发生。当人们接种这些疫苗时，疫苗中的病毒会感染细胞并繁殖，从而诱导人体产生免疫反应。

第一章所述的天花疫苗就是一种"活"疫苗。在人痘接种的过程中，从患者身上收集到的脓液含有活病毒。你可能还记得这些收集到的脓液是由"有经验的人"操作的，在干燥和储存一段时间后，才会被施用（于人体）。干燥和储存过程很可能足以破坏病毒，使其不引起疾病。"有经验的人"应当知道该如何管理这种脓液，以确保它是安全的。但人痘接种是一个危险的过程，有时也会导致天花的暴发。詹纳也使用了一种活病毒，但它是牛痘病毒。感染动物的病毒通常不会在人体中肆意成长，因为这些病毒已经适应了在动物体内感染和繁殖，而我们人类与动物有所不同。詹纳的疫苗是安全的，因为它是一种来自动物的病毒。它之所以有效，是因为牛痘和天花病毒的蛋白质相似，因此接种牛痘病毒后产生的抗体和T细胞反应对天花病毒也同样有效，具有特异性。

巴斯德曾在偶然间应用了鸡霍乱疫苗，使安全减毒活疫苗的制备有了很大的进步。然后他将这种方法进一步应用到狂犬疫苗。动物病毒一开始在人身上不能很好地繁殖，但当它们获得合适的突变或不同病毒得到适当的重组后能跳转到人类身上造成感染。尽管我们不知道巴斯德和他的合作者鲁克斯是否知晓这些，但巴斯德和他的合作者鲁克斯把类似的原理过程用在狂犬病病毒上以减弱它的致病性，他们把感染狗和人类的狂犬病病毒反复感染兔子，让病毒在兔子身上连续传代，这种方式很可能导致病毒在兔子体内更好地繁殖，从而使其对人类的致命性降低。狂犬病病毒会感染脊髓；为了进一步削弱病毒，巴斯德和鲁克斯将感染了的兔子的脊髓风干，并将由此采集的菌株制备疫苗。

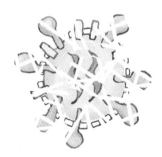

Live attenuated
vaccines
减毒活疫苗

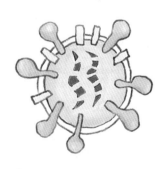

Inactivated
vaccines
灭活疫苗

图片 | 以病毒制作的疫苗
Virus-based vaccines

我们还可以通过在实验室的细胞中培养人类病毒来削弱其毒力。随着突变的发生，在这些细胞中繁殖得最好的病毒就会占据整个病毒群体。这些病毒在人类中很可能无法很好地繁殖，因为它们不再适应人体的环境。因此，它们适合作为减毒活疫苗使用。目前研究者还在继续开发不同的方法来使病毒减毒，使其可以作为疫苗使用。

削弱的或减毒活疫苗虽然有效，但有时仍可引起传染病的暴发。这种风险促使人们寻找那些无活性病毒组成的疫苗。

灭活疫苗

19 世纪末，来自美国和法国的两组科学家研究表明，被杀死的细菌可以成为有效的疫苗。因为被杀死或灭活的微生物不能复制繁殖，故它们不能导致疾病。灭活过程可以通过使用各种化学物质处理微生物或将其置于高温下来实现。甲醛是一种可用于此需求的化学物质，甲醛也经常被用于防腐处理。然而采用这种化学物质灭活微生物时必须小心，因为使用剂量太小则无法杀死微生物，而使用剂量太大则会对微生物造成过度损伤。对于疫苗来说，一个结构完整的微生物是必需的，因为如果我们用结构受损的微生物进行疫苗接种，激起的免疫反应往往不能针对病毒表面实际展示的那些病毒蛋白，也就不能引起对微生物蛋白质的特异性免疫反应。例如，如果灭活改变了病毒的刺突蛋白，疫苗将无法诱导产生与真病毒的刺突蛋白结合的抗体，从而导致疫苗诱导产生的抗体不能有效地预防感染。

灭活疫苗比活疫苗引起的免疫反应弱，此原因尚不清楚。因此，灭活病毒疫苗通常还再需要一剂"加强针"，通过再次注射相同的疫苗，使在第一次接种时产生的记忆B细胞和记忆T细胞被再次激活并增殖复制，同时抗体的效力也会被增加。

亚单位疫苗

在"抗病毒治疗"一章中，我们介绍了重组DNA技术如何创造了现代生物技术产业。通过重组DNA技术，编码单个蛋白质的基因可以被分离出来并插入到另一个DNA片段中，从而实现使其在细胞中生长来产生蛋白质。随着这些方法的出现，科学家们开始思考如何利用这项技术来制造更安全的疫苗。由于抗体和T细胞只针对一部分病毒蛋白产生作用，因此使用重组DNA技术大量生产某些病毒蛋白，并将这些蛋白用作疫苗是一个符合逻辑的方案。这被称作亚单位疫苗，它们显然是安全的，因为它们根本不含完整的病毒颗粒，只含有病毒的一些蛋白质。与病毒制造或灭活病毒相关的艰苦过程相比，这些疫苗的制作也会更加简单，易于大规模生产。

　　有一种预防乙型肝炎的疫苗就是首批使用重组 DNA 技术制造的疫苗。乙型肝炎病毒（以下简称乙肝病毒）是一种可感染肝脏的病毒，是世界范围内造成肝癌和肝衰竭的一个主要原因。大多数人的免疫系统可以清除感染，但有些人因无法清除而转变为慢性感染者。世界上约有 3.5% 的人口患有慢性乙型肝炎，慢性乙型肝炎感染者可通过血液接触将病毒传播给其他人，同时患有慢性乙型肝炎的母亲所生婴儿也可通过母婴传播受到感染。

　　利用重组 DNA 技术可以批量生产乙型肝炎病毒的刺突蛋白。但是刺突蛋白并不是疫苗的唯一成分。我们在之前也提到过免疫学家有个"心照不宣的小秘密"：如果你仅注射一种外来蛋白质，就不会有适应性免疫反应。这是因为你需要添加其他成分来激活固有免疫系统，而这些添加到疫苗中的化学成分被称为"佐剂"。

　　在我们了解固有免疫系统的那些受体之前（参见第四章），佐剂大多是通过反复试验来配制的，早期的一些佐剂是死掉的细菌。当时免疫学家并不知道，被杀死的细菌会激活某些固有免疫受体。铝盐是许多疫苗常用的佐剂。

虽然尚不清楚它究竟是如何刺激免疫系统的，但它作为一种刺激物可以引起组织损伤和炎症，从而激活固有免疫。到现代，随着我们对固有免疫系统受体的了解，靶向特定固有免疫受体的药物也可以用作佐剂。但是，虽然这一新知识起到了指导作用，佐剂的形式仍然十分有限。

另一个成功使用重组 DNA 技术生产疫苗的例子是人乳头瘤病毒（Human papillomavirus，HPV）疫苗。HPV 是导致女性宫颈癌的一个重要原因，防止这种病毒的感染可以预防宫颈癌的发生。利用重组 DNA 技术生产的 HPV 刺突蛋白可聚集在一起，形成一个类似于病毒刺突蛋白排列在一起的结构，从而产生强烈的保护性抗体反应。

Recombinant protein vaccines
重组蛋白疫苗

Viral vector vaccines
病毒载体疫苗

purified protein
纯化的蛋白

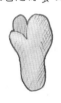

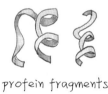

protein fragments
蛋白片段

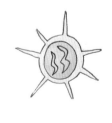

图片 | 亚单位疫苗
Subunit Vaccines

亚单位疫苗也可通过另一种方式进行设计，这种方式要利用一种可以感染人类细胞的病毒。比如腺病毒，这种病毒可能会引起轻微的感冒和腹泻症状。该病毒的基因经过改造后，在感染人类细胞后无法复制，因此不会致病。利用重组 DNA 技术，将编码疫苗需要的病毒关键蛋白信息的基因插入腺病毒的 DNA 中。这种改造过的腺病毒称为载体，所插入的病毒基因称为插入基因。当这种疫苗被注射到体内时，载体进入人体细胞，插入的基因能够产生相应的蛋白质，以此诱导机体对这些蛋白质产生免疫反应。因为载体是一种活病毒，能够诱导固有免疫反应，所以用这种方式设计的疫苗不需要佐剂。这种方法正在用于一些新冠肺炎候选疫苗的研发上。

DNA 和 RNA 疫苗

开发和应用上述亚单位疫苗的过程很长，通常为几年甚至更长时间。我们知道 DNA 可以被转录成 RNA，然后被翻译成相应的蛋白质。而合成 DNA 和 RNA 的技术已经发展到可以在几天至几周内将其制造出来。因此，将 DNA 或 RNA 注射到人身上可能会更容易、更快速。一旦 DNA 或 RNA 进入人体细胞，细胞就会表达出相应的蛋白质，从而引发免疫反应。这正是目前试验的一种新的疫苗接种策略。美国第一个进入临床试验的新冠疫苗就采用了这种方法。

有关递送 RNA 疫苗和 DNA 疫苗以使它们能够有效进入细胞的技术仍在不断发展。在目前的 RNA 疫苗制作方法中，相关目标蛋白质的 RNA 编码信息被封装在一个微小的颗粒中。这些颗粒被称为纳米颗粒，因为它们直径只有几纳米，仅是人类头发直径的千分之一。纳米颗粒由脂质和其他物质组成，其成分与构成人体细胞膜和病毒包膜的分子相同。纳米颗粒的设计使它们能够优先被吞噬细胞所吞噬，但也能进入其他细胞。一旦进入细胞，所包含的 RNA 就会被翻译成相应蛋白质，进而引发免疫反应。

RNA 疫苗的优势是不需要佐剂。RNA 通常只存在于细胞内部，当其出现于细胞外时，就会被固有免疫受体检测到，并像对待外来侵入者那样激活机体的固有免疫应答。一些 RNA 疫苗能够发挥作用的"秘方"就在于纳米颗粒的组分配方，以及 RNA 是如何被修饰的，以避免引起过于强烈的固有免疫应答。

DNA 就比 RNA 要稳定得多，所以使用前也不需把它们包装成纳米颗粒。如何优化将 DNA 有效导入细胞的方法以及使用中是否需要佐剂都是目前还在探索中的问题。

值得注意的是，直至 2020 年年中，仍没有 DNA 或者

RNA 疫苗被批准用于人体 *。

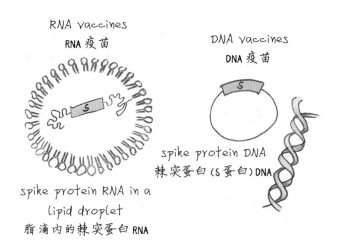

RNA vaccines
RNA 疫苗

DNA vaccines
DNA 疫苗

spike protein DNA
棘突蛋白（S 蛋白）DNA

spike protein RNA in a
lipid droplet
脂滴内的棘突蛋白 RNA

候选疫苗的临床试验

开发一种新疫苗的起点是研发阶段。在这个阶段，科学家们首先会选择一种特定的疫苗种类（如灭活病毒疫苗、亚单位疫苗或 RNA 疫苗），然后在小动物（如小鼠）

---

*译者注：自 2020 年 12 月起英国、美国等国家已经开始为民众提供 RNA 疫苗接种工作。

身上进行试验。如果该疫苗方案看起来很有希望，那接下来就可以在大型动物身上进行试验。重要的是，所选择的动物模型要在感染病原体后体现出在人体中观察到的疾病的症状和进展。由于猴子是灵长类动物，它们在许多方面与我们相似，所以经常被选择用做实验动物。此外，在感染流感病毒后，雪貂会表现出与人类非常相似的症状，因而它们也经常被用来测试流感疫苗及治疗方案。在开发疫苗的这一阶段，也会用实验动物身上得到的数据来估计疫苗的安全有效剂量。如果所有这些临床前研究进展顺利，那么这个疫苗方案就可以进行人体临床试验了。

临床试验分三个阶段进行。Ⅰ期主要是在相对少数的健康人身上进行疫苗的安全性测试。在动物实验的基础上，通过一系列剂量检测，确定疫苗不产生副作用的剂量范围。如果在Ⅰ期实验证实该疫苗安全，那么在接下来的Ⅱ期中将选择一个特定的剂量，并验证其引发预期免疫反应的能力。例如，可以检测接种疫苗的人群，以确定疫苗是否能够在人体内产生相应的抗体来阻止病毒感染细胞，这可通过在实验室中检测疫苗接种后产生的抗体滴度来实现。同样重要的是，要确定疫苗能否产生足够数量的抗体以起到保护作用。在病毒持续大流行的情况下，临床试验开始时，预防感染所需的抗体水平可能是未知的。新冠疫苗的临床试验就是在这种情况下开始的。有时Ⅰ期和Ⅱ期临床试验可以结合起来进行，从而加速疫苗的开发，即在对不同疫苗剂量进行安全性测试的同时，也评估抗体水平和它的中和能力。

在Ⅰ期和Ⅱ期临床实验都成功完成后，至关重要的Ⅲ期临床实验就开始了。此阶段将对疫苗预防人体感染的有效性进行试验。Ⅲ期临床试验的金标准 * 就是所谓的双盲试验。参与临床试验的受试者被分为两组，一组给予疫苗，另一组给予不含疫苗的对照针剂（被称作安慰剂）。入组的受试者和参与的医生都不知道谁接受了疫苗注射，而谁又是安慰剂组。双盲试验的目的是尽量减少偏倚 **。参与Ⅲ期临床试验的每个受试者都要进行感染监测。疫苗的有效性就取决于接种疫苗组和安慰剂组在感染率和患病严重程度上的差异。

疫苗的Ⅲ期试验是极其复杂且昂贵的。在对某种疾病，比如对肿瘤的最新治疗方法进行有效性试验时，每个参与临床试验的人都患有该疾病。如果有 200 人参加试验，那么就能在 200 人的人群中评估药物疗效。但在进行

---

* 译者注：金标准是指当前临床医学界公认的诊断疾病的最可靠方法。

** 译者注：测量学中偏倚是指一切测量值相对真实值的偏离。

疫苗试验时，在临床试验的开始阶段，每个受试者都是健康的，在试验期间，这些人中只有小部分会暴露于病毒。比如说假设某病毒引起疾病的自然流行率是2%，如果有200人参与试验，在试验过程中可能只有4个人被感染，那么，实际上这种疫苗的有效性只在四个人身上进行了试验。因此，尽管两个试验入组的人数相同，但疫苗试验的统计准确性将远远低于类似的肿瘤类药物试验的准确性。这就是Ⅲ期疫苗试验在接种疫苗组和安慰剂组中都必须招募大量人员的原因。通过在疾病高流行地区进行临床试验，就可以减少入组人数，因为在当地已经暴露于感染的人数比例可能够高了。

许多预防新冠病毒感染的候选疫苗都将在短期内同时进行临床试验，那么为每个疫苗试验招募足够多的受试者就会是一项挑战。针对这种情况，一些人想知道，鉴于对预防新冠肺炎疫苗的迫切需求，是否可以进行一种不同类型的试验，叫作"挑战性试验"。在这种试验中，健康志愿者接种该疫苗后去感染病毒，那样的话，就与药物疗效试验类似，每个参与试验的人都被感染了，在参与临床试验的人数较少的情况下，就可以以较高的统计准确性来确定疫苗的有效性。但是由于新冠肺炎尚无有效的治疗方法，挑战性试验存在明显的伦理问题。

一个成功疫苗的临床试验和使用还有一个至关重要的条件，就是得生产出可在人体内安全使用的产品。人们对此类产品的生产有着严格的规定，称为"生产质量管理规范"（good manufacturing practices，GMP）。在美国，食品药品监督管理局（Food and Drug Administration，FDA）监管 GMP 标准，以确保药品的安全性。研发新药或疫苗的过程通常需要很长时间，特别是没有大规模生产特定类型疫苗先例（例如 DNA 疫苗或 RNA 疫苗的情况）时更是如此。通常，研发过程涉及许多步骤，每个步骤都必须进行优化，并且必须开发出测试产品质量的方法。整个生产过程必须在提交 FDA 批准申请之前进行。此外，随着临床试验经历不同的阶段，生产规模也必须相应扩大。如果在此阶段更改核心生产工艺，需要重新申请批准，这可能会导致时间上出现相当大的延迟。

通过上述对疫苗的工作原理和研发方式的阐述，接下来我们将首先回顾脊髓灰质炎疫苗的历史并了解其研发方式。之后我们将介绍一些正在研发的保护我们免于感染新冠病毒和 HIV 的疫苗。

疫苗研发实例

索尔克、萨宾和脊髓灰质炎疫苗

脊髓灰质炎病毒已经在人类中传播了几个世纪，人们在埃及木乃伊中就曾发现过脊髓灰质炎的痕迹。脊髓灰质炎病毒是一种具有高度传染性的食源性和水源性病毒。大多数人感染之后会有轻微的流感样症状或几乎没有症状。在少数情况下（每 200 例中有 1 例），感染会导致肌无力或瘫痪，俗称小儿麻痹症。20 世纪小儿麻痹症暴发，并开始规律性出现。患病儿童最终会失去行走的能力或呼吸肌群无力，导致无法呼吸。值得注意的是，这些暴发多在美国和斯堪的纳维亚国家等，在发达国家的暴发更为频繁。

一般认为，良好的卫生条件和干净的水供应是防范这种疾病的必要条件，大多数患病婴儿很可能是通过受污染的水感染了脊髓灰质炎病毒。哺乳期婴儿能够通过母乳获得保护性抗体来抑制病毒，从而减轻婴儿疾病的严重程度。同时，婴儿的免疫反应也能够对该病毒产生响应，因此可获得终生免疫。随着一些国家卫生条件的改善，婴儿被脊髓灰质炎病毒感染的风险也随之降低，尤其是出生于富裕家庭的婴儿。停止母乳喂养后，婴儿无法继续获得母亲的抗体来保护自己。因此，在大一点儿年龄才暴露于病毒的孩子以及未接触过病毒的成年人对该病毒没有免疫力，这可能增加了其患病的严重程度和瘫痪的风险。

1916年，一场脊髓灰质炎的大规模流行席卷美国，纽约市首当其冲。当时约27 000人患病，6 000人死亡，同时许多儿童瘫痪。由于当时人们对该病毒知之甚少，而且大多数感染者没有症状，患病儿童似乎是被随机选择的一样，突然就瘫痪了，无规律可循，这种情况令人恐惧。1921年，39岁的富兰克林·德拉诺·罗斯福（Franklin Delano Roosevelt）感染了脊髓灰质炎病毒。当时罗斯福刚刚竞选副总统失败。一位有钱有势的美国政客都可能会受到这种疾病的折磨变得瘫痪，这件事情加剧了人们对脊髓灰质炎的恐惧。而每年夏天，因脊髓灰质炎而瘫痪的人数一直在增加，这使得父母对孩子的暑假也感到恐惧。许多父母禁止他们的孩子去游泳池、海滩、电影院和保龄球馆。为了解决这一全国性的公共卫生危机，罗斯福成立了一个慈善组织，其主要目标就是研发脊髓灰质炎疫苗，该组织后来被称为"出生缺陷基金会"*。

---

*译者注：该基金会原名为"the March of Dimes"，因其早期广告呼吁人们捐助1角硬币（dime）来帮助这项事业而得名。

在这样的历史背景下，两名纽约大学医学院毕业的纽约人索尔克和萨宾，采取了两种不同的方法来研发脊髓灰质炎疫苗 *，并形成激烈的竞争关系，他们之间的竞争也在民间引起了选择灭活疫苗还是减毒活疫苗的争论。事实上，这两位科学家并非是第一个倡导这两种不同手段开发脊髓灰质炎疫苗的人。在 20 世纪 30 年代首次测试这两种思路设计出的产品时，人们发现这两种疫苗的临床试验都引发了严重不良反应（当时的疫苗生产技术尚不成熟）。这极大削弱了之后 20 年科学家们进一步试验的热情。

正如上一章所述，1949 年，恩德斯、罗宾斯和韦勒摸索出了在实验室中培养脊髓灰质炎病毒的方法。索尔克立刻利用这一突破，扩大了该病毒的生产规模，并摸索出合适的甲醛剂量以灭活该病毒且保持其完整状态。出生缺陷基金会决定使用其所有资源支持基于索尔克灭活病毒来开发脊髓灰质炎疫苗的工作。由于全国对脊髓灰质炎的忧虑，美国媒体开始关注索尔克的工作。在一项临床试验中，索尔克确定了他的疫苗是安全的，并且还确定了引发抗体反应所需的疫苗剂量。在短短的三年内，索尔克就完成了 Ⅰ 期和 Ⅱ 期临床试验。1953 年，索尔克宣布他准备进

---

* 译者注：一种是灭活疫苗，一种是减毒活疫苗。

行Ⅲ期临床试验检测疫苗的有效性。

索尔克开始进行大型临床试验的决定引起了争议，恩德斯和萨宾都质疑灭活疫苗的安全性，以及（检测）抗体应答是否可以作为防止感染的合理替代方法。许多临床医生还认为，双盲临床试验是不道德的，因为安慰剂组的患者不会受益。有些人担心大多数参加此次临床试验的都是儿童。还有一些人担心，由于这种疾病使富人们遭受的痛苦更大，会使富人可能自愿让他们的孩子们加入临床试验，而这会使整项研究产生偏倚。最后，Ⅲ期临床试验使用了多种方式开展。

这次临床试验是一次精心组织的创举。大约有200万名6～8岁的儿童参加。由于脊髓灰质炎的感染主要发生在夏天，因此所有疫苗接种都必须在1954年学年结束之前（6月左右）完成。该试验是在脊髓灰质炎感染率高的城市中进行的。其中一个试验是双盲试验，医生和儿童都不知道哪个是安慰剂组哪个是试验组。在另一项试验中，参加者是小学一年级、二年级和三年级的学生，但仅二年级的学生接种了疫苗。由于没有一家公司能够生产出这项试验所需的所有疫苗数量，因此该临床试验使用了多个制造商的疫苗。来自不同制造商的疫苗瓶的标签相似，但是由于产品质量可能存在差异，因此需要监控每剂疫苗的来源。

随着那年夏天的结束，这项临床试验也结束了。由于获得了大量数据，索尔克邀请了计算机公司 IBM 进行数据分析。最终，在 1955 年春天，罗斯福去世 10 周年之际，美国出生缺陷基金会宣布了令人兴奋的试验结果，索尔克疫苗对脊髓灰质炎是有效的！

比索尔克年长近 10 岁的萨宾教授，带着复杂的感情对这些结果表示欢迎。萨宾教授的整个职业生涯几乎都在从事脊髓灰质炎的研究，也正是他首先发现脊髓灰质炎病毒是因食用被粪便污染的食物或水源而首先感染肠道，病毒在肠道中大量繁殖，并在被免疫反应清除以前就扩散到人体血液中。在某些情况下，病毒能够从血液进入神经系统，导致瘫痪。基于这项工作，萨宾认为一种好的疫苗需要能够为肠道提供有效的免疫保护。

萨宾教授花费了数年的时间，通过在不同的动物和细胞中反复培养脊髓灰质炎病毒，来达到减弱其毒力的目的，最终，分离出了一种他认为可以安全用于人类的减毒病毒疫苗。但是，美国政府和美国出生缺陷基金会认为索尔克的疫苗已经解决了脊髓灰质炎问题，不需要研发其他疫苗。因此，萨宾只能转向其他国家，寻求对其疫苗研发工作的支持。在前苏联，数百万人参加了萨宾疫苗的临床试验，并取得了巨大的成功。随后，前苏联开始大规模生产萨

SALK vaccine
索尔克疫苗

dead
死病毒

injected（IgG）
注射（产生 IgG 抗体）

SABIN vaccine
萨宾疫苗

attenuated
减毒病毒

oral（IgG、IgA）
口服（产生 IgG 和 IgA 抗体）

宾研发的疫苗。有趣的是，此时正值冷战时期，一个来自美国的脊髓灰质炎疫苗在前苏联首次站稳脚跟。最终，萨宾的疫苗于 1961 年在美国获得批准使用，并于 1962 年取代了索尔克的疫苗，萨宾终于成功了。

　　萨宾的减毒活疫苗比索尔克的疫苗具有更多优势。萨宾的减毒活疫苗制造起来更容易、更便宜。因为与索尔克的疫苗不同，减毒活疫苗不需要通过用甲醛精心处理来灭活病毒。萨宾的疫苗在低剂量时也有效，因此需要生产的疫苗剂量更小，并且接种过程中不需要注射器或针头，只需要吞下带有一滴灭活病毒液体的方糖即可。减毒活病毒首先感染肠道，同时诱发 IgG 和 IgA 抗体的产生。回顾在"免疫力"一章所讲过的内容，IgG 抗体负责保护血液，IgA 负责保护器官表面，因此萨宾疫苗诱导的 IgA 抗体能够阻止脊髓灰质炎病毒附着并感染肠道细胞。相比之下，索尔克的疫苗只能诱导 IgG 反应，因此它只能阻止病毒在血液和神经系统中的传播。如果接种了索尔克疫苗的人被感染，脊髓灰质炎病毒仍会感染肠道，并有可能通过粪便传播给其他人。虽然机制不明，但是人们发现萨宾的疫苗可诱导终身免疫，而索尔克的疫苗只能提供几年的保护。由于以上这些原因，萨宾的疫苗很快成为全世界使用的标准疫苗。

由于大规模使用了萨宾的疫苗，脊髓灰质炎病毒已经基本上从地球上消失了。现在只有很少的自然感染事件偶有发生，主要发生于巴基斯坦和阿富汗。在这两个国家脊髓灰质炎仍是一个地方性流行病。萨宾的疫苗是一种活的RNA病毒，尽管它在人类中不能很好地生长，但确实可以在我们体内复制。由于RNA复制容易出错，因此疫苗中的病毒可能变异而再次变得危险，变异的病毒可能传播给其他人，并进一步导致瘫痪等症状的发生。实际上也确实如此，今天在流行地区之外发现的零星脊髓灰质炎病例多是由于萨宾疫苗中活病毒的突变株引起的。因此，许多国家（例如美国）已恢复使用索尔克的灭活疫苗作为儿童期脊髓灰质炎疫苗接种的标准方法。回望过去，我们很幸运，能够同时拥有了索尔克和萨宾研发的这两种疫苗。我们希望可以尽快出现一种疫苗有效、安全地保护我们免受新冠肺炎的侵扰。

新冠疫苗的竞赛

由于新冠肺炎大流行，人类健康受到严重威胁，经济受到极大冲击。人们逐渐认识到，我们缺乏有效的治疗方法，而且无法通过自然感染获得群体免疫，这一切使人们花费了大量努力去开发疫苗。在这里，我们仅举两例，希望它们能说明新冠疫苗开发的迅捷速度。

丹·巴鲁克（Dan Barouch）教授是哈佛医学院和波士顿拉贡（Ragon）研究所的医生，也是一名科学家。在完成学业和博士后训练后，他建立了自己的实验室，目标是通过研究分子生物学手段来设计可以阻止全球大流行的疫苗。我们之前介绍过，他的实验室主要致力于使用腺病毒载体开发 HIV 疫苗。2007 年，巴鲁克及其合作者报道了几种此类载体的构建。他们将 HIV 蛋白对应的基因插入一种称为 Ad26 的腺病毒载体中，临床试验表明，所得疫苗对人类安全，并能诱导免疫反应。

巴鲁克教授随后与强生公司展开了合作，以生产 HIV 疫苗并进行大规模的临床试验。在 2016 年寨卡病毒流行时，巴鲁克的实验室将寨卡病毒的基因插入了 Ad26 载体，并再次与强生公司合作，生产了这种疫苗，其临床试验数据表明，仅一剂疫苗就可产生持续一年的中和抗体。但是，寨卡病毒在南美迅速消退，不再需要相关疫苗了。基于对寨卡病毒和 HIV 的疫苗的研发工作，巴鲁克和强生公司确认了 Ad26 载体对人类是安全的，并且其疫苗产量可以达到数百万剂。

新冠病毒的序列发布于 2020 年 1 月 10 日，此时巴鲁克教授的实验室正在开年会。由于新冠病毒的刺突蛋白序列不同于其他冠状病毒，因此这个团队意识到这一病毒可能引起大流行。2020年1月10日晚上，他们就开始了设计基于Ad26的新冠疫苗。因为预期结合病毒刺突蛋白的中和抗体可能是有效的，他们的疫苗研发专注于刺突蛋白。同时，他们开始着手准备在小鼠、猴子和雪貂中进行研究。2020年1月25日，巴鲁克教授致电强生公司，4天后，他们签署了一项合作协议。强生公司宣布，如果在临床试验中证明疫苗研发成功，他们将投资10亿美元生产数十亿剂疫苗。随后的动物实验表明，该疫苗可引起抗体和T细胞反应。该疫苗方案的临床试验于2020年7月开始。

位于马萨诸塞州剑桥市的莫德纳生物技术公司（Moderna）的研发速度甚至更快。该公司成立于2010年，致力于开发基于RNA递送技术的疗法和疫苗制备。SARS和MERS的流行清楚地表明，新的冠状病毒可能会感染人类，并对人类健康产生严重威胁。该公司的科学家一直在研究如何将RNA疫苗的新概念用于预防此类病毒。他们发现，把MERS刺突蛋白对应的RNA进行改造修饰，并将其包裹在一个纳米颗粒中，就可以在动物体内诱发针对MERS的中和抗体。基于这些研究，莫德纳生物技术公司的科学家们已做好对抗新冠肺炎大流行的准备。

在新冠病毒序列公布后24小时内，莫德纳生物技术公司开始研发一种可预防新冠肺炎的 RNA 疫苗。他们很快设计了一种经过改造修饰的 RNA 序列，其对应新冠病毒的刺突蛋白，并设计了疫苗的配方。制造基于腺病毒载体的疫苗需要较长时间，但 RNA 疫苗可以在几天到几周内制成。2020 年 3 月 16 日，该公司与美国国立卫生研究院合作，开始了 I 期临床试验，随后不久便发布了一份新闻稿宣布这种疫苗对人体是安全的，且能引起人体产生针对病毒刺突蛋白的抗体。Ⅲ期临床试验可以在 2020 年秋天完成 *。

截至本书撰写之时，RNA 和腺病毒疫苗还没有被批准过在人体使用。所以，如果两种疫苗中的任意一种获得成功，都将是一项重大成就。既然基于腺病毒载体疫苗的生产技术更加成熟，批量生产这种病毒载体疫苗可能比 RNA 疫苗更容易。

人们也正在基于许多其他想法和方案来开发新冠疫苗。例如，牛津大学与阿斯利康公司正在开发一种疫苗，所采用的策略与强生疫苗相似但又不同。这个疫苗也正在人类身上进行试验。全世界许多其他公司都在开发基于 DNA、RNA 以及其他技术的疫苗。辉瑞和德国制药公司拜

---

* 译者注：该公司的疫苗已于 2020 年 12 月中下旬投入使用。

恩泰科的合作是其中的一个例子 *。目前还不清楚正在开发的各种疫苗策略是否最终有效，也不清楚疫苗是否会诱导出持续的免疫应答。所以，大家在同时尝试多种疫苗研发方案，这是非常好的事情。正如脊髓灰质炎疫苗的故事所显示的那样，有多种疫苗可供选择对缓解疫情是非常有帮助的。对于新冠肺炎，同时进行多种疫苗的方案研发是至关重要的。如果病毒继续传播，我们就需要为全世界数十亿人口接种疫苗以建立群体免疫。拥有多种有效的疫苗将有助于实现这一目标。

新冠疫苗的临床试验正以惊人的速度向前推进。在知道某种疫苗是否有效之前，人们就建立了生产流程并修建了生产设备，用于生产大量不同的候选疫苗，其中有些投资很可能一无所获。但这些设施的开发和建设，使生产制造规模不足不会成为快速推广疫苗时的瓶颈。据估计全球需要部署大约 50 亿剂疫苗。若需要"加强针"，此数字还将翻倍。除了生产疫苗，大量用来储存和运输疫苗的药瓶，以及大量注射疫苗所需的注射器等设备也将是必需的。这些制造生产和物流运输方面的巨大挑战也都是我们

---

* 译者注：拜恩泰科在中国与复星医药进行了同一种 mRNA 疫苗的研发合作。

必须克服的。的确，我们将从阻止新冠肺炎大流行的努力中收获很多经验。

对 HIV 疫苗的长期研究

HIV 是在约 40 年前被发现的，自那以后，虽然投入了大量的研究人力和财政资助，但至今仍未能开发出成功的疫苗。这种经历使一些人怀疑我们是否能在近期成功研发出有保护作用的新冠疫苗。然而，从疫苗设计的角度来看，HIV 和新冠病毒是截然不同的病毒。新冠病毒（及其刺突蛋白）的突变并不多。这表明如果目前正在开发的疫苗能引起中和抗体，它们很可能会是有效的。

相比之下，HIV 是一种很容易突变的病毒，可以在人体内快速复制。一名感染者体内每天就会产生超过 10 亿个新病毒颗粒，其中很多都带有突变。大多数变异病毒的功能是紊乱的，但有些不是。我们的免疫系统有强大的抗体以及 T 细胞可以针对 HIV 感染做出反应。但很快，功能正常的变异病毒就会出现，它们可以逃避这种免疫反应。例如，产生的抗体可以与病毒颗粒特定的刺突蛋白结合，并且防止它们感染新的细胞。经过几个周期的病毒复制后，具有不同刺突蛋白的突变病毒就出现了。以前有效的抗体不再能与新的刺突蛋白结合。同样，人体针对结合到 HLA

片段上的那些 HIV 蛋白片段会产生强烈的 T 细胞反应，但是很快具有突变蛋白片段的病毒株就会出现。当然，新的免疫反应也会随之出现，但是病毒也会再次变异。这就是为什么还没有任何 HIV 感染者可被认定为已经完全清除了体内的病毒，这也解释了为什么目前还没有研发出有效的疫苗。

然而，为了解决 HIV 高度变异性的问题，我们也正在获得更多进展。科学家发现 HIV 刺突蛋白的某些部分突变不多，这些部分需要保持不变以使病毒能够感染人类细胞。如果疫苗能激发与这些区域结合的抗体，就可以预防绝大多数的 HIV 突变株感染人类细胞。能够达到这个目的的抗体被称为广谱中和抗体（bnAbs）。有些感染者确实会产生这种抗体，通常在感染数年后，但其数量较少，不足以清除感染。尽管如此，这些抗体的存在还是为人体免疫系统可以生成广谱中和抗体这一理念提供了证据。目前研究人员正在大力研发能引起人体产生广谱中和抗体的疫苗。

其他 HIV 蛋白也有一些区域不太能承受突变的发生。这点很有意思，HIV 的一些蛋白的多种突变必定会引起病毒自身的失活。如果多种杀伤性 T 细胞同时攻击受到病毒感染的细胞，而这些细胞上带有上述病毒蛋白质区域（该区域突变就会引起病毒失活）的话，那么病毒将无路可逃。病毒的下场无非两种：未突变，那么受感染的细胞将被 T 细胞杀掉；突变并逃过 T 细胞的攻击，那么自己失活。有一小部分人群，我们把他们叫做"精准控制者"，他们能利用 HIV 的这种突变致命点，调动 T 细胞精准攻击。他们并非完全清除体内的病毒（也许最近报道的一个病例例外），而是可以让病毒在人体内处于很低水平，因而不致发病（艾滋病）。目前大量研究正在模拟这种机制设计研发 HIV 疫苗。

也许有一天，为研制能够抵御各种 HIV 突变株的疫苗所做的工作，将有助于设计出能够保护人类免受过去、现在和将来所有冠状病毒感染的疫苗。

疫苗安全性

对大多数人而言，天花、脊髓灰质炎、流行性腮腺炎、风疹和麻疹等疾病所造成的苦难只是我们在历史书中读到的东西。这正是疫苗在保护人类免受由多种病毒导致的传染病中做出的巨大贡献。但同时，疫苗可能导致的不良反应也为人们所关注。回顾第一章，威尔士王妃卡罗琳挑选了囚犯和孤儿进行试验，证实了人痘接种的安全性后，才会给她自己的孩子接种。同样，在 20 世纪初，波士顿的亨宁·雅各布森因为担心疫苗的致病性所以拒绝接种天花疫苗。这一担心并非没有道理，因为疫苗接种是对健康人进行的医疗操作，涉及到异物注射的问题。但是，多年来疫苗已被证明足够安全。

早期，由于生产制造过程中的失误，一批索尔克脊髓灰质炎疫苗未能完全灭活，不幸导致了健康人感染脊髓灰质炎病毒。但现今的生产流程和符合 GMP 设施的严格规章制度使得此类失误不太可能发生。在美国，FDA 在颁发应用于人体的新疫苗许可证前，都会仔细审核临床前试验和临床试验的所有数据。FDA 和 CDC 共同维护"疫苗不良事件报告系统"，而 CDC 主要负责"疫苗安全数据链"。这些系统可以让我们实时地追踪疫苗的安全性。在美国，还有国家疫苗伤害赔偿计划，该计划接收有关疫苗的不良反应报告。在 2006—2013 年之间，每接种一百万剂疫苗，大约有 1 例不良反应报告。萨宾脊髓灰质炎减毒活疫苗会由于突变而导致不良反应，因此某些地区停止使用，但这种不良反应在接种人群中的发生率也仅有 100 万分之一。

1976 年的一种流感疫苗与吉兰-巴雷综合征发生有关，

这是一种免疫系统攻击神经系统所致的疾病。尽管这很可怕，但现在看来这个不良事件的发生可能与病毒感染有关，而与疫苗无关。最近有关疫苗接种和自闭症之间存在关联的担心，最早源于安德鲁·韦克菲尔德（Andrew Wakefield）及其同事 1998 年发表在《柳叶刀》杂志上的一篇论文。在这项工作中，作者声称麻腮风（MMR）疫苗接种与"广泛性发育障碍"之间存在联系。而后续大量的随访研究则完全推翻了这项工作，该论文被撤回。

疫苗接种后可能发生，也的确有一定概率会发生不良事件，但这些都是罕见事件。鉴于这种罕见性，相对于保护社会免受传染病的侵害所获得的收益来看，疫苗显然是人类的福音。此外，不遵从疫苗接种计划会使社会中的易感人群处于危险之中。新冠肺炎的大流行生动地说明了因没有疫苗而造成传染病在全球的肆虐对我们的危害。

结语

　　自远古以来，人类一直与病毒作战。农业和工业革命的创新改善了人类的生活条件。但是，这些发展进步也改变了我们的生活方式，使其更适于高传染性致病病毒的传播。在与这些病毒抗争的过程中，我们在很大程度上取得了胜利，这是因为我们的免疫系统通常可以抵抗大多数病毒的感染，同时技术的不断创新也阻止了它们传染蔓延的风险。这些技术创新包括更好的卫生条件、疫苗和治疗方案。但是当新的致命病毒出现时，我们在一段时间内仍处于易感状态。这些事件是不可避免的，因为许多困扰我们的病毒也在动物中传播。特别是由于 RNA 病毒基因组的可塑性，会导致一些新型病毒出现，它们本来只感染动物，但如今却跳转到人类身上并引发疾病。当这种情况出现时，人群中没有人对此具有保护性的免疫力。如果这种病毒具有高度传染性和中 / 高度的致死性，则可能导致毁灭性的全球大流行。

　　新冠肺炎的大流行警示人们，传染性致病病毒对人类的生存是一个威胁。就人类和经济损失而言，这种大流行的代价是巨大的。

我们不想让类似的情况再次发生。得益于我们与病毒作斗争的那些历史经验，以及从新冠肺炎大流行中汲取的教训，我们需要建立一个整合的技术系统，帮助我们做好准备，在下一次大流行时采取更快速、有效的措施，从而挽救数百万人的生命和数万亿的经济损失。致力于创建这样一个系统会帮助我们将来在"敌人"来犯之前就做好准备，赢得胜利。

我们设想这样一个未来，在严谨和跨学科的科学发展基础上，从伦理和人类福祉着眼，开发出以下六项相互关联的策略，以创造出一个更能抵御大流行的世界。

早期诊断和持续监测 做好准备开展大范围新型病毒的监测是绝对必要的。基于合成生物学、纳米技术、生物传感技术和设备工程的现有进展，我们可以创造出可靠的、便携的、操作简便和微创的检测手段。这些诊断平台将具有可互换的部件，可以迅速地调整以监测新病毒或相应抗体。借助这些工具，我们能够快速筛查大部分的人口，以便准确地衡量感染率，实时监测病毒的传播，对潜在患者进行分类以采取适当的后续行动，并基于数据建立不同方法减少疾病的传播。以非侵入性和高性价比的方式对人群进行随机检测，也使得实时监测新的疾病暴发和已免疫人群的比例得以实现。

开发用于新病毒监测和追踪的工具也将带来许多新的伦理问题。科学家、工程师和公众领导人将必须与人文学者和社会科学家紧密合作，以保证抗击大流行的工具不会对全世界的正常生活造成不可挽回的损害。我们希望如果人文学者和社会科学家读到此书，会因此受到鼓舞，并愿意为达到这一目的与科学家和工程师紧密合作。

建立健全的流行病学模型　在新冠肺炎大流行期间，我们收集了大量各种类型的数据。可以将现代计算能力、机器学习和人工智能的先进手段以及对免疫学和流行病学的机制原理结合在一起。通过分析这些数据，以前所未有的方式了解病毒的传播模式以及"控制传播"策略的相对效力。这些知识将有助于创建可靠的流行病学模型。使用上述检测手段对下一次大流行中获得的数据进行严格的统计分析，将为这些改进过的流行病学模型提供有利信息，从而做出可靠的预测以指导数据驱动的公共卫生措施。在这方面，将流行病学数据、经济数据与模型相结合以评估应对策略的优缺点，并提出能够平衡公共卫生需求与经济需求之间最佳的公共卫生措施，这将尤其重要。

疫苗 到目前为止，新冠病毒的突变程度还不高。对于那些因快速突变的病毒而引起的大流行，疫苗设计面临的挑战更为严峻。通过将生命科学、物理学、工程学和医学结合在一起，我们可以创造一种方法来合理设计针对高度突变病毒的疫苗。复杂巧妙的计算方法可以应用于有关病毒序列和结构的大量数据集，并可以与进展的临床疾病数据相结合。这种方法可以使我们迅速确定疫苗诱导的免疫反应所击中的病毒靶点，以消除病毒的突变能力。这些靶点是那些不能发生突变的病毒蛋白区域，因为这些区域一旦突变病毒将无法存活。了解这些知识可以为设计针对不易突变的区域产生免疫反应的疫苗提供有利信息。这样设计出的疫苗可以保护我们预防易突变病毒的不同毒株。这是因为疫苗诱导的免疫反应所要攻击的靶点会把病毒逼到死角——要么被免疫反应杀死，要么为逃避免疫反应产生突变而失去活性。这种方法可能会有助于制造一些通用疫苗，它们能够针对所有冠状病毒、不同流感病毒株、HIV，或导致未来大流行的高度突变病毒产生保护人体的作用。若能成功研发这种通用疫苗，比如说流感疫苗，那么在人的一生中只需要注射一次（或几次，取决于保护期）疫苗即可。这种疫苗可针对季节性变异的流感病毒株和那些可能引起大流行的病毒株为人类提供保护作用。

根据从病毒序列、结构和疾病发病机制的分析中获得的信息，再结合前面提到的诊断设备所提供的病毒监测能力，或许能帮助我们预测出未来自然界可能进化出的能引发大流行的病毒。这种能力使我们能在危险的病毒出现前就设计好预防的疫苗。

针对新冠肺炎大流行而研发的疫苗将为我们提供有关新型疫苗形式（例如使用 RNA 或 DNA 的疫苗构建体）效力的重要经验。新型疫苗递送方式的进步可以促进更有效的免疫策略。

世界各地的社会学家、医生、伦理学家、科学家、工程师和国家领导人将必须共同努力，以清楚地和全社会交流疫苗接种的益处，并说明为什么相关风险较低。没有这样的合作，发展先进巧妙的疫苗技术将是徒劳的。

抗病毒治疗　治愈疾病的疗法将彻底扭转局面。利用人工智能、生物工程和基础生物学的巨大优势，可以针对新的大流行病毒最易受到攻击的"复制过程"，迅速开发特定的抗病毒疗法。具体而言，将药物及其病毒靶点的高通量筛选与新型机器学习方法结合在一起，可以使我们迅速发现、设计和研发新型抗病毒药物。基于人工智能的药物设计，再加上过去失败的教训、成功药物的经验以及病毒学的新发现，可以针对特定病毒设计出量身定做的抗病毒药物。综上所述，这些技术将增强我们抗病毒治疗"军火库"。

生产制造 配制和生产数十亿剂量的新型生物材料（疫苗或治疗药物）通常需要几个月的时间，这是一个巨大的挑战。毕竟，我们才刚刚开始了解如何开发灵活的生产制造方法，以快速制造出对人类安全的新产品。我们需要先进的生产方法和与之相应的规章制度，以便在临床试验成功后尽快开始大规模生产疫苗和药物。因为缺乏这些能力，在新冠肺炎大流行期间，一些政府和慈善机构在疫苗还没有进入临床试验后期之前，就在疫苗生产的基础设施上进行了投资，从而承担了巨大的财务风险。抗击新冠肺炎的经验还将帮助我们优化对于疫苗临床试验的时间性和阶段性进行把控。我们还必须学习如何快速发展可生产数十亿剂疫苗的基础设施，并动员存储、运输和部署这些疫苗所需的设备和材料。

更安全的居住空间，工作场所和医院 人与人之间的传播是决定传染病流行的重要因素。需要对传播方式和机制及其与宿主生理和环境的联系有基本的认识了解，才能为住房、工作场所和医院环境的设计和改造提供信息，以最大程度地减少传播。这可以通过将流体动力学、气溶胶科学、光学传感、信号处理、病毒学和监测已感染人群的

241

方法结合起来加以实现。

关键的一点是要意识到我们的上述愿景并不完全是"遥不可及"的。如果有足够的投资来推进科学和工程，这里描述的技术很可能是可以实现的。但是要达到这个愿景需要认识到一个基本障碍：许多必要的推进并不符合单个公司的利益。因为这些公司不确定在没有另一场大流行的情况下，投资制造这些产品是否会有利可图。为了进行必要的研究、开发和生产，需要一个"政府部门—私营企业—科研机构"的协调计划。

政府须担当领导者角色，首先应该明确表态将会支持购买应对大流行的准备物资，还应该为推进科技前沿所必需的基础研究和开发研制提供支持。学术机构同样需要发挥领导作用，既要解答能够广泛推进我们科学和技术知识的那些问题，又要和私营公司共同合作，把上述愿景转化为现实。私营公司则必须为创造我们需要的物资制订出条理清晰而富有成效的计划，以此响应政府做出的决策和学术界提供的科研成果。最后，私人慈善家和基金会可以提供快速灵活的资金，为上述的举措奠定基础。

我们需要意识到，正是由于不断有学生和年轻科学家进入大学任职，我们前文所设想的那些能产生新发现和新发明的科学研究才能不断开展。因此，对这类研究的投资必将培育出一代领军人才，他们有望建立一个对疾病大流行具有更强抵抗能力的世界。人类第一颗人造卫星"伴侣号"（Sputnik）发射后，鼓舞了一代又一代年轻人从事科学和工程职业，而他们的工作也产生了许多社会效益，也许在新冠肺炎大流行之后会发生类似的情况。

结合历史经验，实现上述的目标将为世界经济带来高回报。在美国，第二次世界大战期间及之后几十年中，政府对研究开发的支持创造了现代美国经济，使一代人民富裕起来。投资基础科学仍会得到超值的回报，举个例子，美国政府在"人类基因组计划"中投资的30亿美元创造了28万个工作岗位，而基因组学领域每年向美国政府缴纳的税收超过60亿美元。向"对疾病大流行具有抵抗能力的未来"投资必将创造更多高薪工作岗位，同时也能促进医疗卫生的进步。这将需要政府、私营企业、学术届以及医疗卫生服务体系之间的共同配合。我们可以预见，此举推动产生的一些科学技术进步也将成为与大流行不相干的其他医疗卫生领域的重要工具和手段。

我们希望所有国家都团结合作，共同寻求新的方法以预测、准备和应对未来的疾病大流行。正如新冠肺炎大流行以及之前发生的许多次疾病大流行所表明的那样，病毒不分种族，疾病不论国界。人类因共同抗击病毒的历史而息息相关，我们需要一起建立能在未来保护所有人免受这些敌人侵害的坚实盾牌。

我们深知，未来肯定还会有其他疾病的大流行。它会由新冠病毒的突变体还是某些新的病原体引起，它会在何时发生，统统都是未知数。但目前已知的是，如果我们现在不能有远见地对科学、技术和人力资源进行投资，届时我们将再次遭受不必要的死亡和经济重创。让我们进行必要的投入，以在下一次疾病大流行前能够实现我们此刻描绘的未来。我们希望来自社会各界的读者，都能在正在进行和将来进行的有关讨论中发挥重要作用，想想我们如何才能做到更好，赢得未来。这也正是我们创作此书的唯一目的。

致谢

　　我们感谢菲利普·斯托克（Philip Stork）博士精心绘制了本书中的所有插图。我们在与阿布尔·阿巴斯（Abul Abbas），保罗·艾伦（Paul Allen），克里斯蒂安·安德森（Kristian Andersen），大卫·巴尔的摩（David Baltimore），丹·巴鲁克（Dan Barouch），蒂塔·巴塔查里亚（Deepta Bhattacharya），萨拉·卡特勒（Sara Cutler），托尼·德弗朗克（Tony DeFranco），麦克·达蒙（Michael Diamond），约纳坦·格拉德（Yonatan Grad），乔纳森·格鲁伯（Jonathan Gruber），克利福德·洛厄尔（Clifford Lowell），大卫·马索普斯特（David Masopust），本哈特·特劳特（Bernhardt Trout）和埃米尔·乌纳努埃（Emil Unanue）的讨论中受益匪浅。结语中表达的观点的某些方面即来源于这些讨论，阿勒普·查克拉博蒂（Arup K. Chakraborty）和乔纳森·格鲁伯（Jonathan Gruber）还基于此撰写了一篇述评。但是，上述人员对本书内容均无责任。我们还要感谢其他几位点评过本书某些章节的人。另外，第一章和第二章中历史资料的详细描述是既往许多人心血的累积。我们从亚瑟·西尔弗斯坦（Arthur Silverstein）的精美著作《免疫学史》中学习并受到很多启发。最后，我们对家人表示衷心感谢，在2020年春夏新冠肺炎大流行所致的闭门不出的日子里，他们对我们的"日常工作"和对本书的编写都始终包容、支持。

阿勒普·查克拉博蒂（Arup K. Chakraborty）

莱克星顿，马萨诸塞州

安德烈·肖（Andrey S. Shaw）

旧金山，加利福尼亚州

蛋白质 059, 062, 063, 064, 065, 066, 068, 070, 071, 073, 079, 080, 107, 113, 120, 121, 123, 124, 128, 179, 181, 185, 186, 187, 189, 193, 203, 204, 206, 209, 210, 212, 213

地塞米松 195

多发性硬化症 196

F

发热 097, 102

"非结构蛋白5A"（nonstructural protein 5A，NS5A） 191

肺结核 032

肺囊虫 176

分子生物学的中心法则 065

风疹 068, 166, 233

"辅助" T 细胞 203

G

干扰素 131, 133, 134, 191, 196

高频突变 110

隔离 073, 153, 154, 155, 156, 157, 162, 171

宫颈癌 211

固有免疫 101, 102, 127, 128, 129, 130, 131, 132, 133, 134, 203, 205, 210, 211, 213

冠状病毒 003, 054, 075, 077, 078, 079, 080, 082, 083, 084, 142, 143, 228, 239

广谱中和抗体 232

果子狸 081, 082

H

H1N1 流感大流行 026

核酸 064

黑死病 001

红斑狼疮 133

患病率 040

黄热病 204, 205

黄热病疫苗 204

霍乱 003, 032, 036, 039, 040, 041, 046

霍乱弧菌 041

I

IgA 抗体 116, 225

IgG 抗体 116, 135, 182, 225

译后记

2020 年，人类遭遇了一次重创。"新冠病毒"闯进了所有人的生活。从孩子到老人，从服务行业到技术领域，没有人可以独善其身。很多人在问，什么时候回到从前？

新冠病毒不是第一个，也不可能是最后一个向人类发起挑战的病原体。如果我们静下心来追溯人类与病原体的抗争史，会看到人类损失惨痛，也会看到人们在伤痛中想尽一切办法从一片荒芜中摸索规律、创造方法，平地建起了一座生命科学的高楼。带着这些伤痛与激励，带着对病原体从无到有的了解，带着对生命科学不断进步的信心，我们可以对疫情的发展形成一种历史观下的预估。

病毒这样极其微小的病原体，看似沧海一粟，却能在侵入人体后产生惊人的破坏性。作者在这本书中通俗易懂地向我们展现了病毒的入侵机制。当然，人们的免疫力也不会坐以待毙，这是生命的杰作。作者从历史上发现免疫系统各部分的顺序介绍了炎症细胞、炎症因子、适应性免疫系统、固有免疫系统，就像搭建积木一样，每一块拼图都具有特殊且不可或缺的意义，共同筑成了捍卫人类健康的长城。

我们还可以在这本书中看到很多科学家的名字，他们观察客观事实，提出各式各样的猜想，用"循证"的思维不断否定曾经的权威，创造新的推论。科学家们会因为各执己见产生纷争，如科赫和巴斯德之于炭疽疫苗研发，细胞学家和体液学家之于炎症反应，当然这些"争论"恰恰是生命科学领域繁荣的迹象，每一位研究者都在穷其一生为寻求真理增柴添薪。科学家们当然也会因为相同的想法与期许相聚在一起，各取所长，守望相助。除了对生命科学有里程碑式贡献的科学家，我们还看到，在此次新冠肺炎中起到重要作用的流行病学家。他们通过数学模型及各种推演为公共卫生决策的制定提供智库作用，使决策变得科学和准确，这是学科交叉带来的成果。在数据有限的情况下，没有一个公共卫生领域的工作人员放松警惕，他们依然倾其心血尽其所能地与疫情战斗，这样的人与前线的抗疫逆行者们一样，同样值得肃然起敬。

本书是美国科学家阿勒普·查克拉博蒂与安德烈·肖所著，其通俗化的写作与生动别致的插画为读者提供了新奇又科学的阅读体验。他们以历史为背景，通过一个个科学故事梳理了病毒、大流行及免疫力这三者的本质与相互的关联，很值得我们学习。本书著于 2020 年下半年，诞生于人们最需要科学答案的时刻，它为我们冷静客观地看待新冠肺炎提供了专业依据。正如作者在书中提到的："我希望读者能够在阅读完本书后成为此次全球疫情中明智的参与者，能够相互支持，坚定地向此次战役的胜利前进。"

因此在人民卫生出版社第一时间推荐我们翻译此书时，我们看到了医学界、科学界并肩同行所做的努力，我们在紧张临床工作中毅然接下了翻译此书的重任。仅用短短的三个月时间即完成初稿的翻译，这凝结着全科室人的心血。翻译工作是项浩大的工程，为了确保质量，我们前后经过了 5 轮的修改，更正完善了原作者的一些说法，补充了最新的数据，并增加了译者注。在此，我们感谢以下医生的共同参与：林可、刘婉玲、齐逍、李蓉、周哲、何张玙璠、张慧赟、王红羽、张怡、张缈曲、林思然、陈静文、韩佳佳、张瑶、李杨、葛诗佳、谢文涛、罗钰、张昊澄、傅掌璠、张炜、翁涛平、周晶雨、张楚彬、张宇、华文雅、郭艺飞、贾轶迪、何婧婧、吴哲源、谢亦然、王燕、杨敬书、张雪云、阚春杏、周泠宏、霍美思、杨清銮、陈昕昶、王旭阳、许毓贞、刘倩倩、张琪然、李晓奇。感谢阎少华老师的指导。我们很赞同此书作者的观点：战胜这场疫情，需要全世界科学家共同努力。

因为时间有限，也因为对病毒、大流行病的认识是一个渐进的过程，本书翻译中的纰漏之处在所难免，希望读者指正。

张文宏　张　潞

2021.2.24